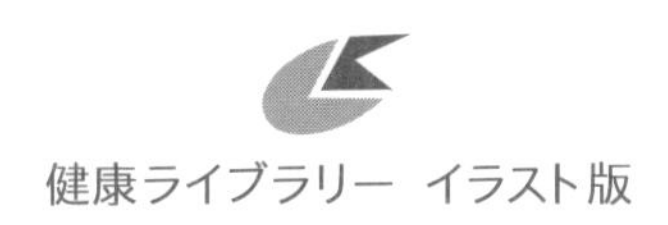

健康ライブラリー イラスト版

アルツハイマー病のことがわかる本

順天堂大学医学部名誉教授
アルツクリニック東京院長 **新井平伊** 監修

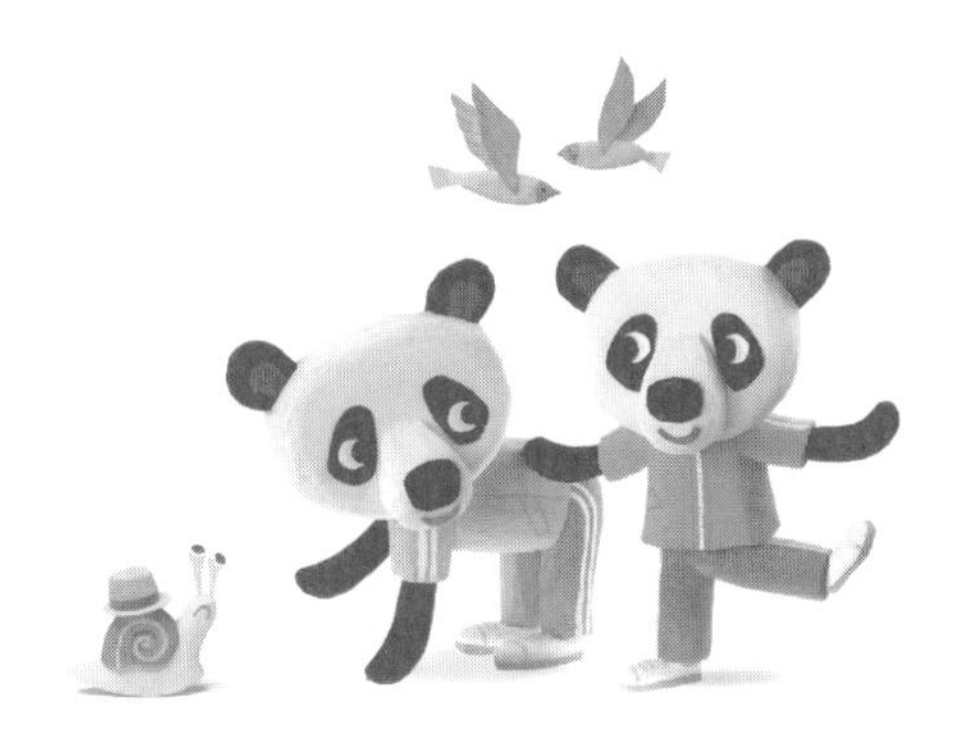

講談社

まえがき

高齢化が進むなか、認知症はだれにとっても身近な問題になってきています。ただ、認知症に至る最大の原因である「アルツハイマー病」については、なにやら恐ろしい病気というイメージをもっている人が多いのではないでしょうか。身近な人が、あるいは自分自身が「アルツハイマー病」あるいは「アルツハイマー型認知症」とわかり、おそるおそる本書を手にされた人もいらっしゃると思います。

初めにお伝えしておきたいのは、アルツハイマー病だとわかったからといって、「もう人生が終わった」などと悲観しないでいただきたい、ということです。アルツハイマー病によって損なわれる脳の働きは、脳全体の働きの一部にすぎません。診断された日を境に、急に家族のことすら認識できなくなるような事態にはなりません（もし急変するようなことがあれば、別の原因によるものでしょう）。

アルツハイマー病は、長い長い時間をかけて進んでいく病気です。適切な対応を続けることで、進み方はさらにゆっくりになることが期待できます。「この先、だれが介護するか」などという不安でいっぱいかもしれませんが、その前にできることはいろいろあります。

増え続ける認知症に対する国家戦略として、二〇一五年に「新オレンジプラン」が発表されました。「住み慣れた地域で自分らしく暮らし続けられる社会を実現しよう」という方針のもと、数々の取り組みが始まっています。そして二〇一九年六月に発表された「認知症施策推進大綱」には、そのような地域で暮らし続けられる「共生」の取り組みとともに、「予防」の取り組みも、政府一丸となって進めていく方針が示されています。

できるだけ早い段階で病気に気づき、進行を速めるおそれがあるリスクを排除していくこと――それが今できる最善の方法です。そのために本書がお役に立つことを願っています。

順天堂大学医学部名誉教授
アルツクリニック東京院長
新井 平伊

アルツハイマー病のことがわかる本

もくじ

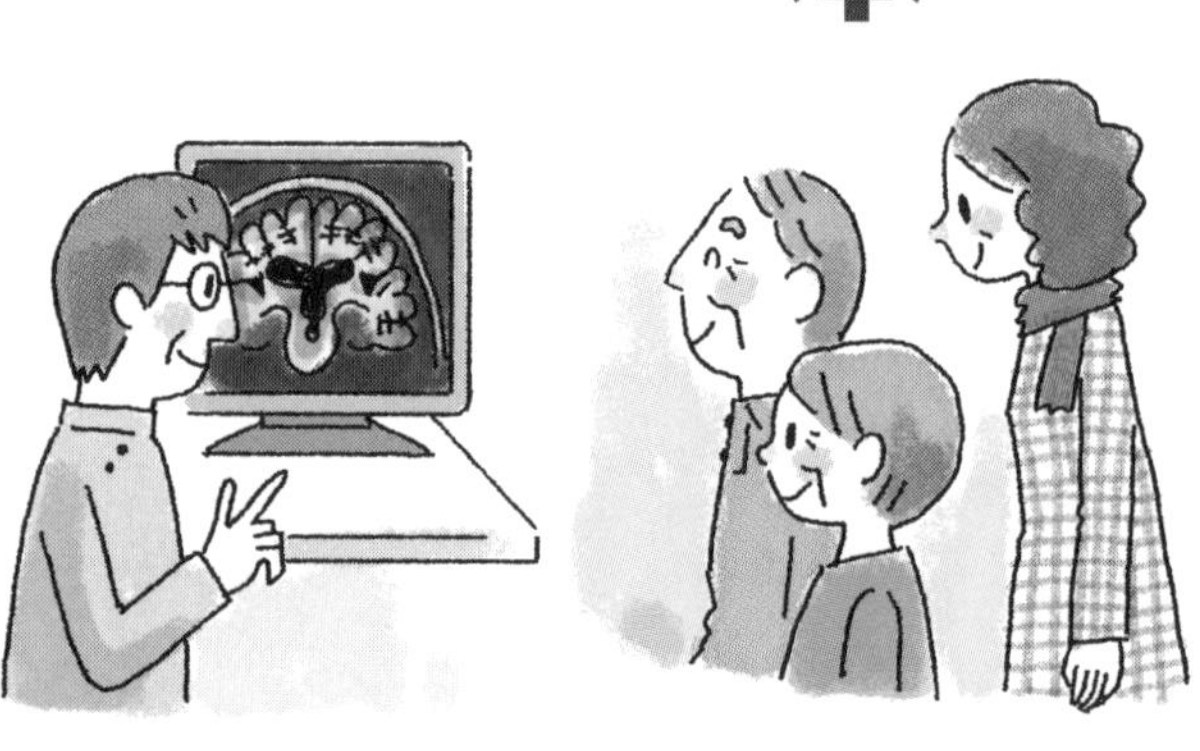

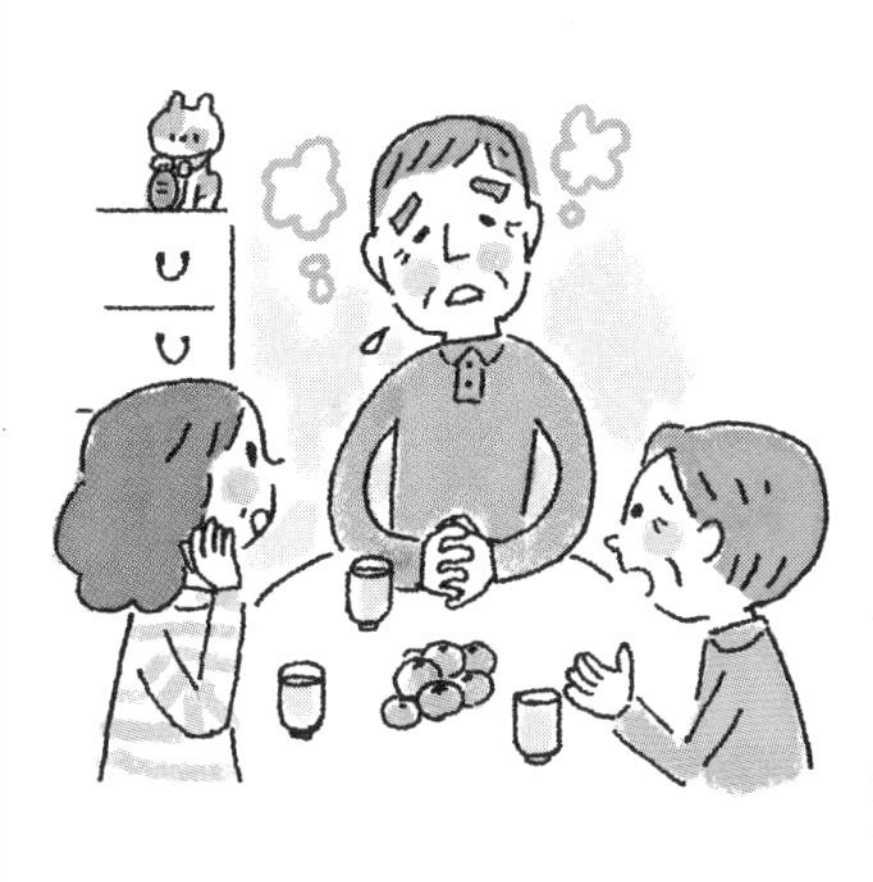

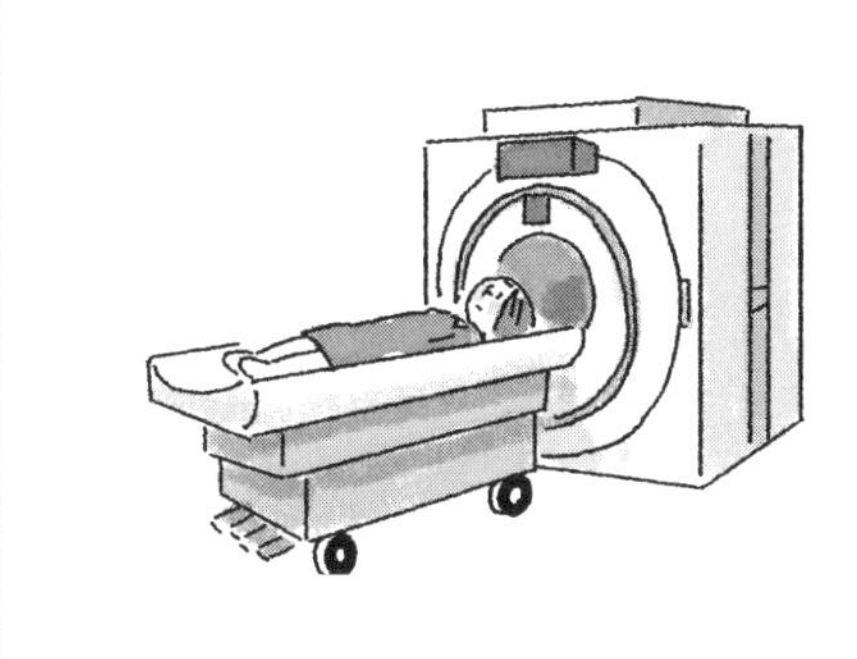

2 脳の中でなにが起きているのか？ …… 25

5 この先も穏やかに暮らしていくために

はじめに誤解を解いておこう！

アルツハイマー病に関するよくある８つの誤解

アルツハイマー病に対して、「恐ろしい病気」というイメージをもつ人も少なくないでしょう。過剰な不安や恐れから逃れるには、病気に対する正しい理解が必要です。まずは、よくある誤解を解いておきましょう。

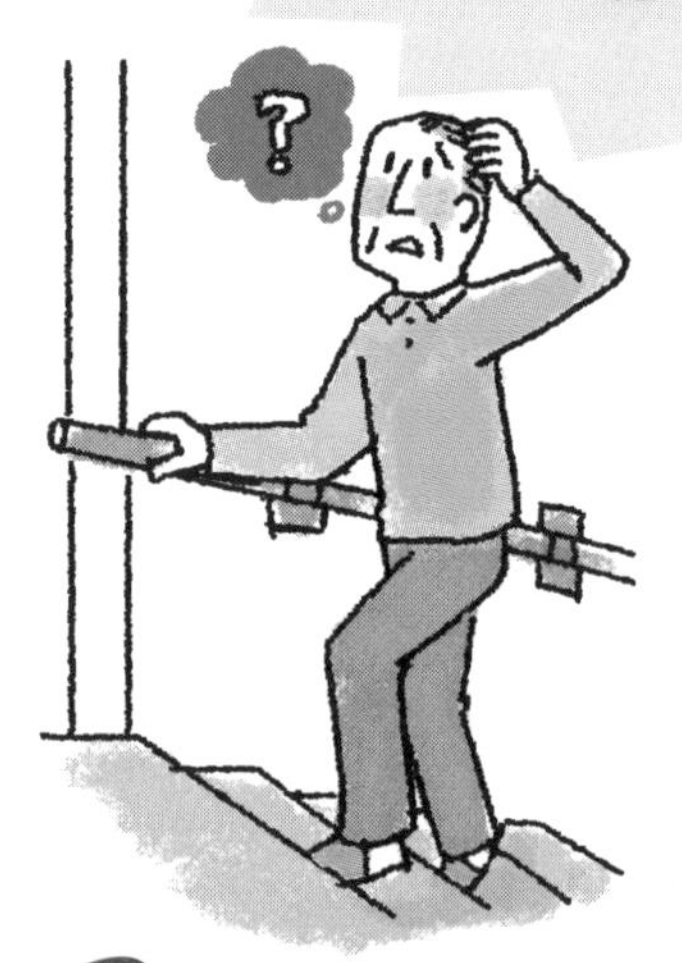

誤解

1「アルツハイマー病＝認知症」である

アルツハイマー病と認知症は、必ずしも同じものではありません。アルツハイマー病が始まっても、しばらくはなんの症状もみられません。また、認知症はアルツハイマー病以外の原因でも起こります。

→詳しくは第1章をチェック！

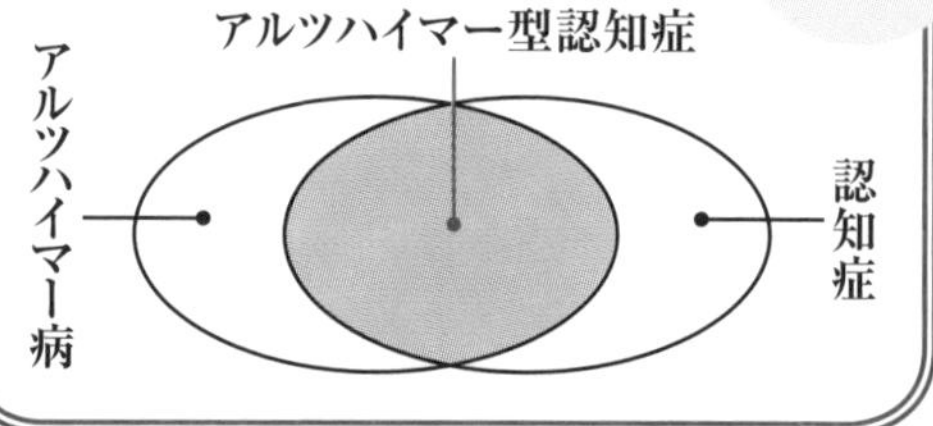

誤解

2「もの忘れ」を自覚しているなら、アルツハイマー病の心配はない

「自覚があれば年齢相応のもの忘れ」などと言われますが、そうともかぎりません。アルツハイマー病による症状が出始めたばかりの段階では、自分だけが異変を感じている場合が多いのです。早めに気づき、対策を始めることが大切です。

→詳しくは第1章をチェック！

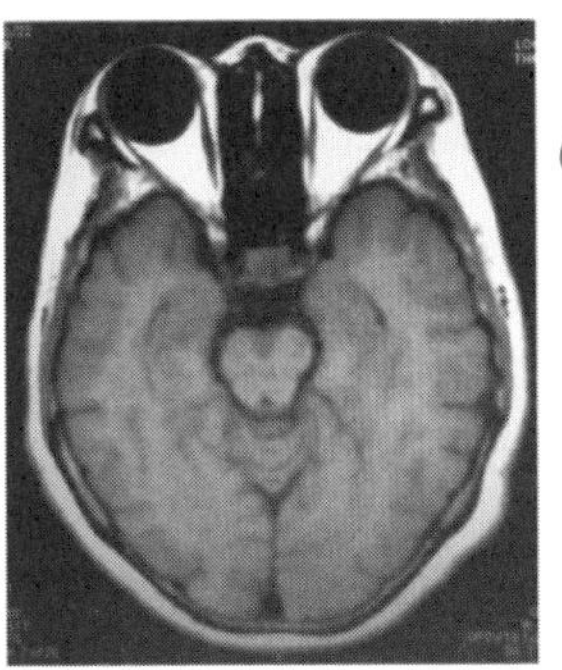

一般的な脳ドックで、早期段階のアルツハイマー病の発見は難しい（→ P29）

誤解

3 画像検査で脳の萎縮がみられなければ、アルツハイマー病ではない

ある程度、進行したアルツハイマー病では、MRI 検査などで脳の萎縮を確認できます。しかし、早期の段階では、脳の萎縮はみられません。脳が萎縮していなくても、アルツハイマー病は始まっているかもしれません。

→詳しくは第2章をチェック!

誤解

4 アルツハイマー病になったのは○○のせいだ

アルツハイマー病は、なにか単一の原因で起こるわけではなく、複数の要因が影響していると考えられます。ただ、脳に病変ができるしくみは完全に解明されているわけではなく、「○○のせい」と単純に決めつけることはできません。

→詳しくは第2章をチェック!

生活習慣の見直しが大切

誤解

5 早期に診断されても手の打ちようがない

食事・運動・睡眠などの生活習慣が、アルツハイマー病の進みぐあいを左右する大きな要因になっていることがわかってきています。早い段階から生活改善に取り組むことは、認知機能の低下を防ぐ有効な対策法です。

→詳しくは第3章をチェック!

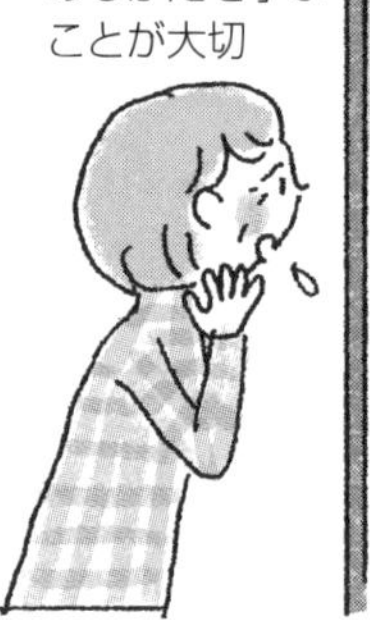

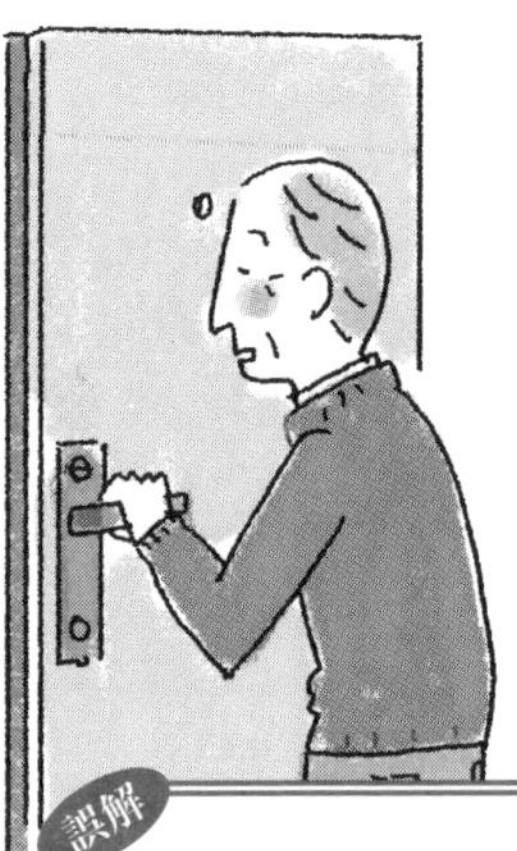

周囲の人が対応のしかたを学ぶことが大切

誤解

6 治療を始めても改善は見込めない

アルツハイマー病による認知症（アルツハイマー型認知症）は、長い目でみれば、徐々に進行していきます。しかし、服薬したり、脳の予備能（病的な変化のない健康な部分の働き）を高めたりすることで、認知機能の改善は期待できます。

→詳しくは第4章をチェック!

誤解

7 アルツハイマー病になると、妄想や徘徊などの症状が必ず出てくる

「お金を盗まれた」などという妄想をもつようになったり、ひとりで徘徊したりするようになるのではと、不安を感じている人も多いでしょう。しかし、妄想や徘徊は、アルツハイマー病だからといって、必ず生じるものではなく、治療により改善します。

→詳しくは第5章をチェック!

どなたかしら?

誤解

8 アルツハイマー病になると、記憶も感情も失われていく

→詳しくは第5章をチェック!

進行とともに、記憶障害が進んでいくことは避けられません。しかし、感情が失われるわけではありません。記憶はあいまいになっても、「うれしい」「悲しい」「怖い」など、さまざまな感情は残っています。

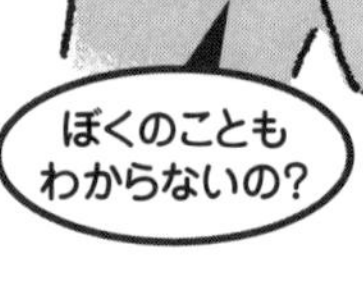

記憶障害も急激に進むわけではない。身近な家族の区別ができなくなることもあるが、かなり進行してから

「アルツハイマー病」と「認知症」は同じもの?

アルツハイマー病は、認知症をまねく最大の原因です。
ただし、認知症に至る 20 年以上前から、
アルツハイマー病は始まっています。
より早い段階で気づくことができれば、
認知症の発症・進行を抑えられる可能性があります。

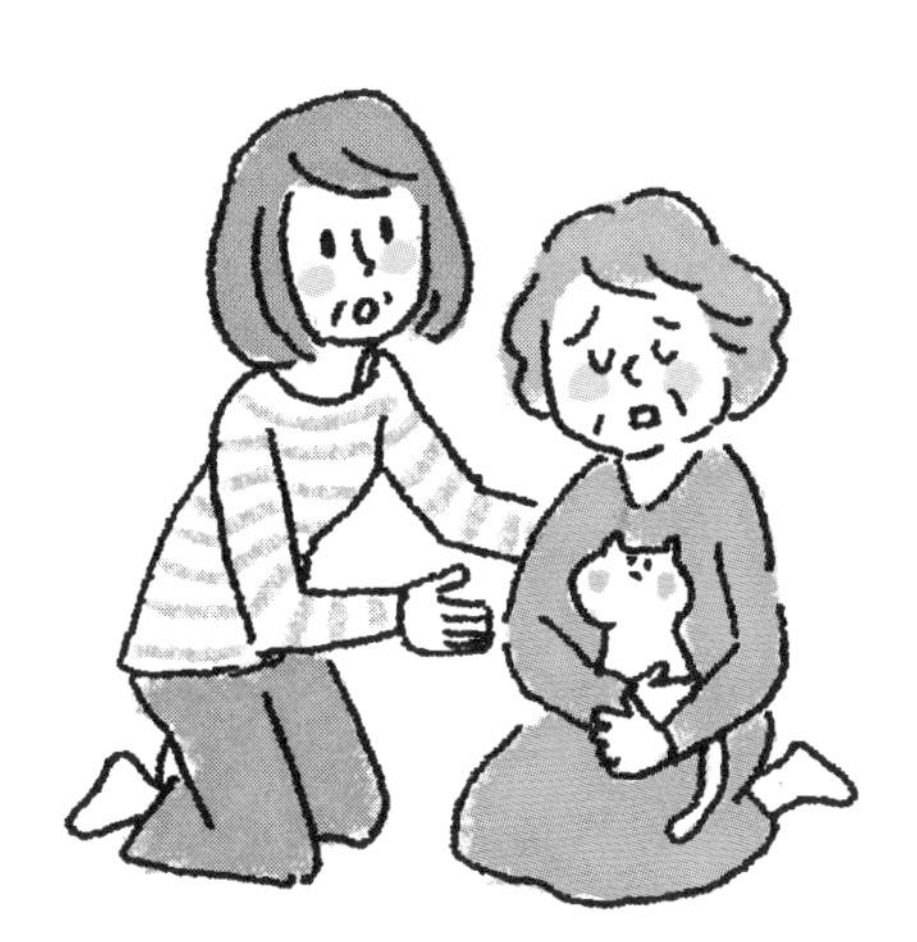

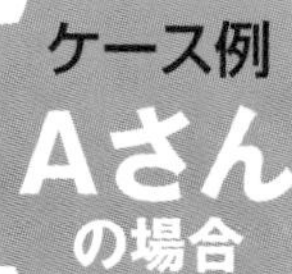

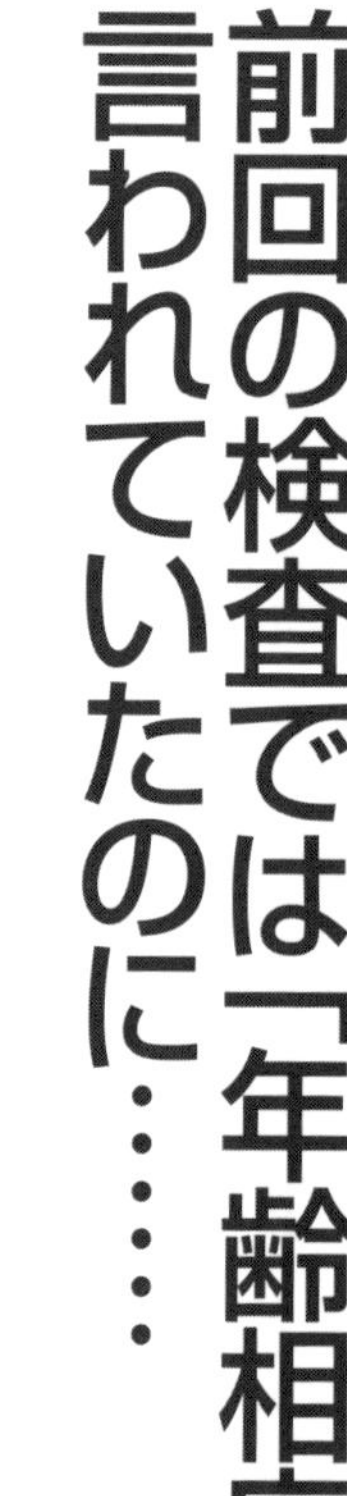

前回の検査では「年齢相応」と言われていたのに……

1 この頃、80代の父が「頭の中がもやもやする」「私ももう年だ」と嘆いてばかりいるので、母と私がつきそい、近所の病院に父を連れて行くことにしました。

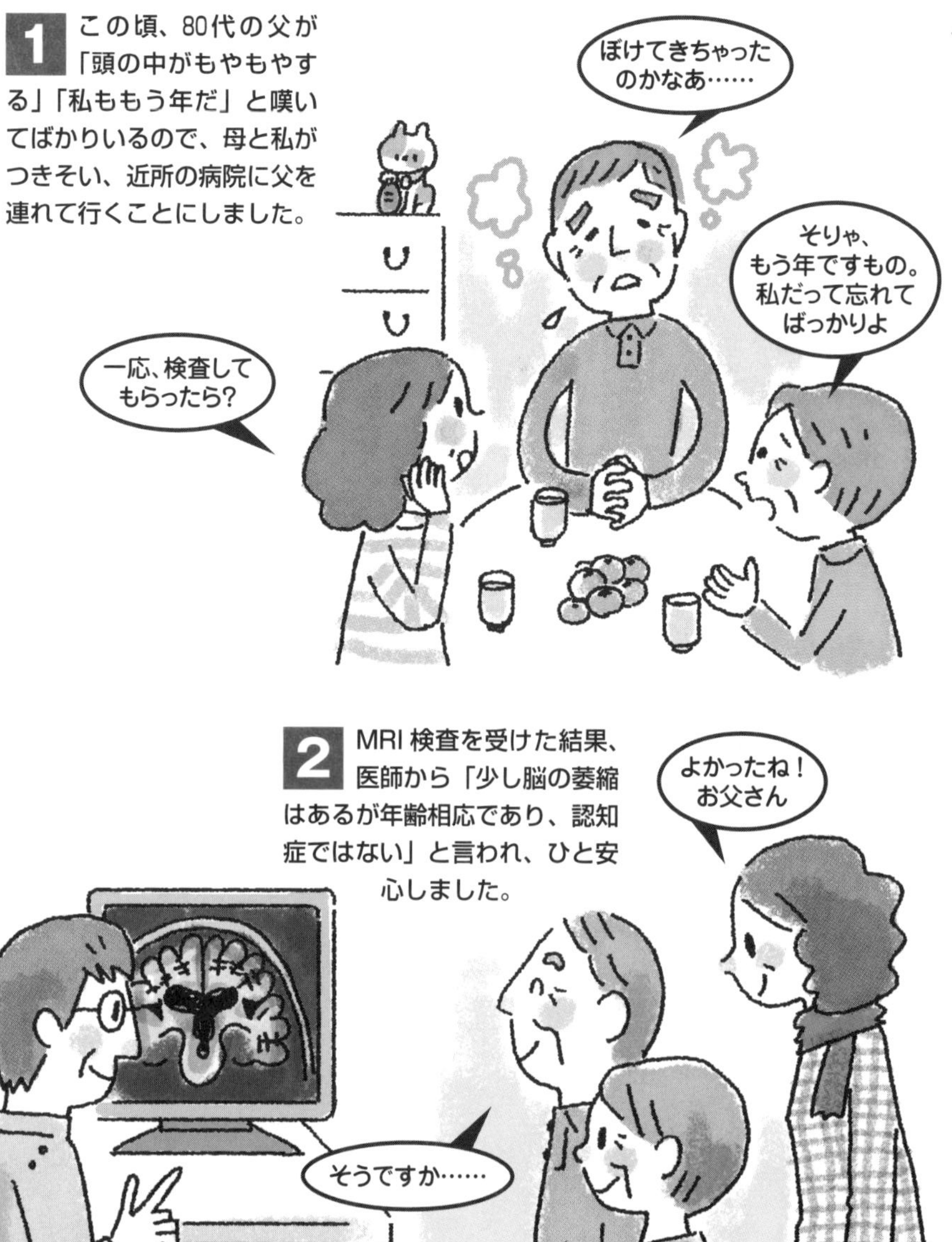

ぼけてきちゃったのかなあ……
そりゃ、もう年ですもの。私だって忘れてばっかりよ
一応、検査してもらったら?
よかったね！お父さん
そうですか……
安心したわ

2 MRI 検査を受けた結果、医師から「少し脳の萎縮はあるが年齢相応であり、認知症ではない」と言われ、ひと安心しました。

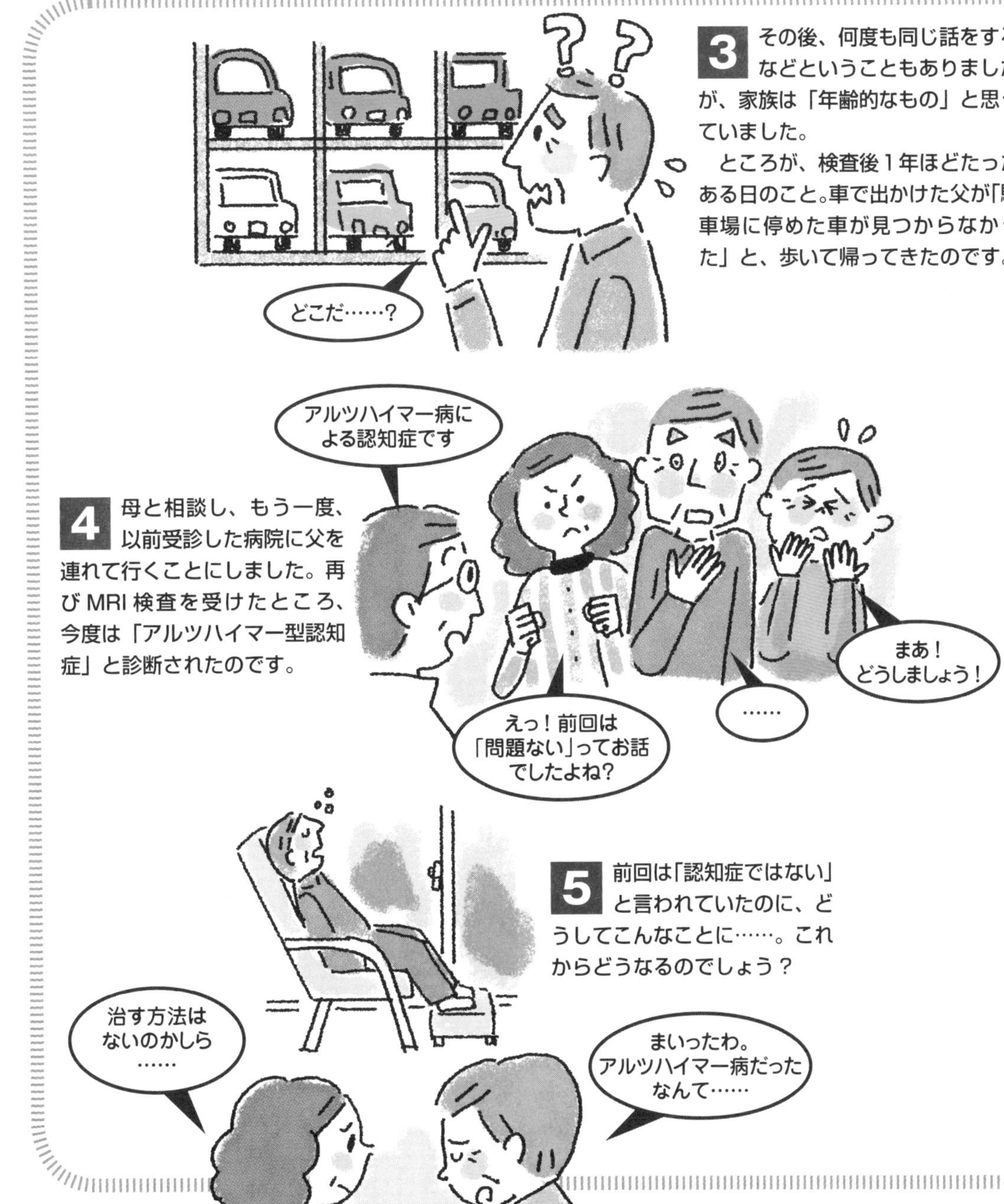
アルツハイマー病に
よる認知症です
えっ!前回は
「問題ない」ってお話
でしたよね?
……
まあ!
どうしましょう!
治す方法は
ないのかしら
……
まいったわ。
アルツハイマー病だった
なんて……

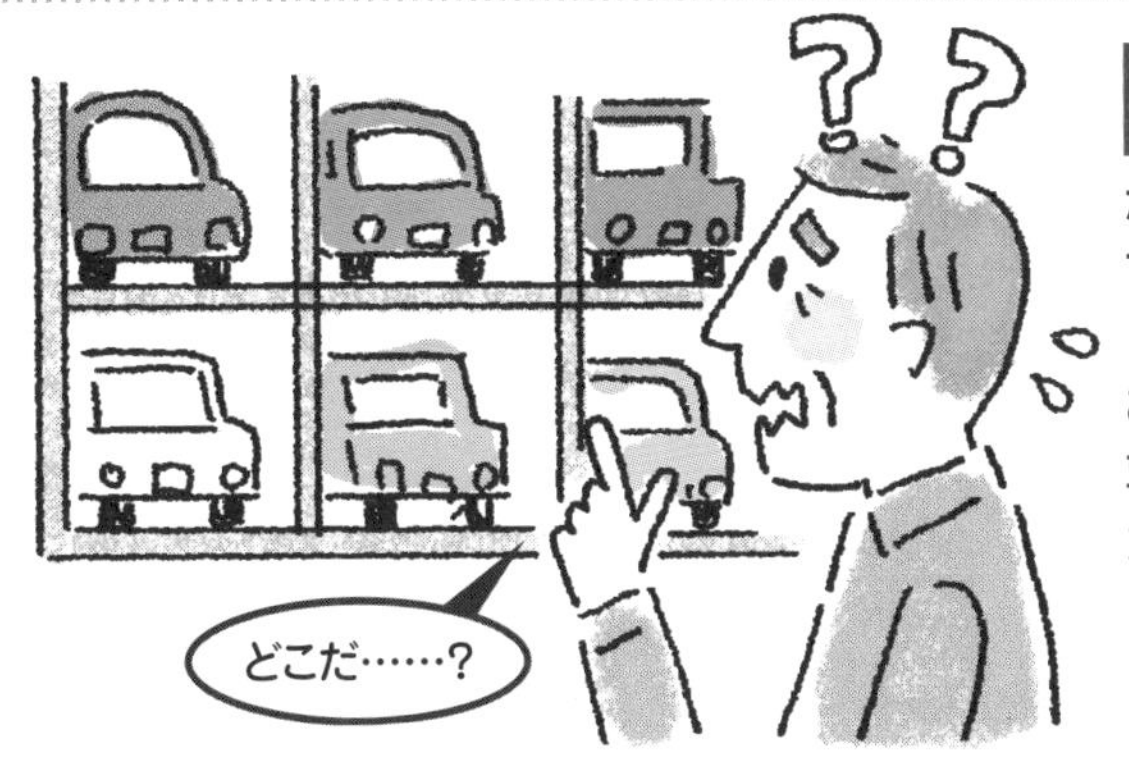
どこだ……?

3 その後、何度も同じ話をするなどということもありましたが、家族は「年齢的なもの」と思っていました。

ところが、検査後1年ほどたったある日のこと。車で出かけた父が「駐車場に停めた車が見つからなかった」と、歩いて帰ってきたのです。

4 母と相談し、もう一度、以前受診した病院に父を連れて行くことにしました。再び MRI 検査を受けたところ、今度は「アルツハイマー型認知症」と診断されたのです。

5 前回は「認知症ではない」と言われていたのに、どうしてこんなことに……。これからどうなるのでしょう?

基本の知識

認知症の六割はアルツハイマー病が原因で起こる

アルツハイマー病は、認知症の原因になる代表的な病気の一つです。アルツハイマー病が原因で起こる認知症は、アルツハイマー型認知症といわれます。

認知症をまねく最大の原因

記憶や理解、判断、計算、言語など、知的活動にかかわる脳の働きを認知機能といいます。認知機能が大きく低下した状態が認知症で、そのおよそ６割は、「アルツハイマー病」が原因で生じる「アルツハイマー型認知症」です。

▼認知症の内訳

アルツハイマー型認知症 57%
その他 10%
軽度認知障害※ 15%
前頭側頭型認知症 3%
レビー小体型認知症 7%
血管性認知症 7%

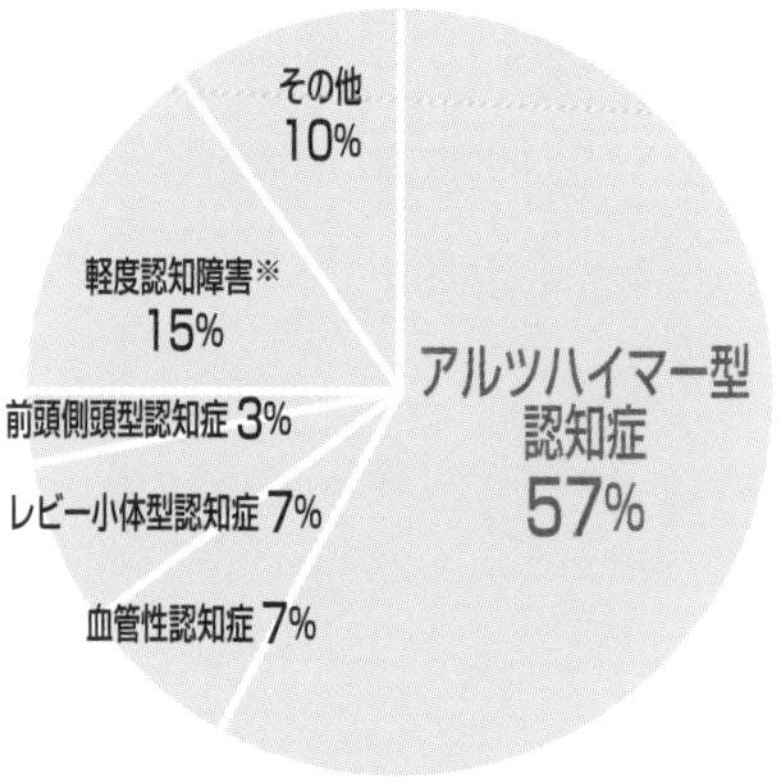

※認知症とは診断できないが健常ともいえない状態。原因はいろいろ（東京都健康長寿医療センター「認知症疾患医療センターの機能評価に関する調査研究事業 2016」より作成）

▼認知症とは?

- これまで保たれていた認知機能が大きく低下し、日常生活や社会生活に支障をきたしている
- 一時的なことでなく、その状態が持続している

認知症かどうかは、症状の現れ方や各種の検査結果から判断されます（→P38）。

▼認知機能の例と低下した場合に起こりうること

記憶する
→体験したことを丸ごと忘れてしまう／同じことを何回も言う、聞く／置き忘れ、しまい忘れの増加／人やものの名前が出てこない／水道の出しっぱなしや火の消し忘れ など

ものごとを実行する、やり遂げる
→仕事や家事の段取りが悪くなる など

時間、今いる場所、状況などを把握する
→慣れた道で迷う など

文字を読んだり、書いたり、話したりする
→理解できるが、適切な言葉が出てこない／「あれ・それ」などの代名詞が増える／漢字が書けなくなる など

計算する
→買いものをするときにおつりの見当がつかなくなる など

「アルツハイマー病」はより幅広い状態を指す用語

「アルツハイマー病」は、「アルツハイマー型認知症」より幅広い状態を示す用語です。認知症とはいえないものの、健常ともいえないグレーゾーンの状態も含まれます。

アルツハイマー型認知症

アルツハイマー病によって「認知症」のレベルにまで認知機能が低下している状態を意味する

アルツハイマー病による軽度認知障害（MCI）
（Mild Cognitive Impairment）→P15

アルツハイマー病

最近は、脳に特有の変化が生じている状態を意味する。初期の段階では、認知機能の低下は目立たない

アルツハイマー病による主観的認知機能低下（SCD）
（Subjective Cognitive Decline）→P14

無症状（病変のみ）

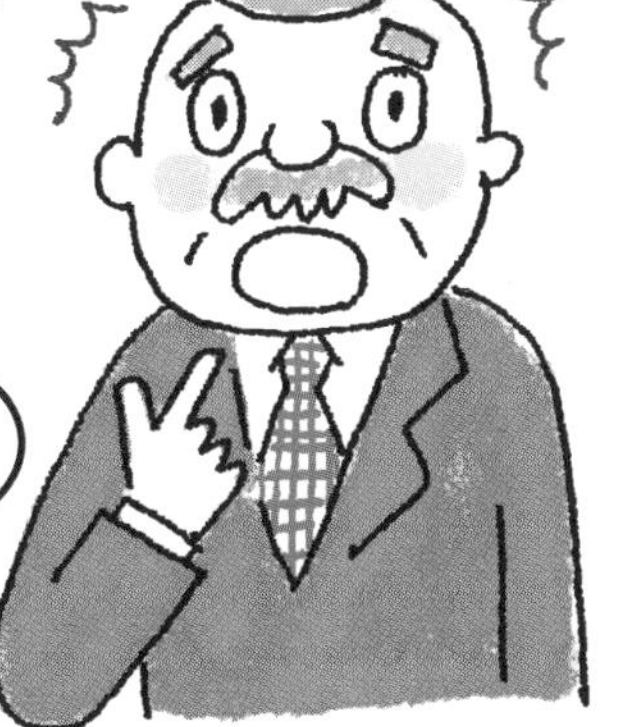

えっ？
そんな話、聞いてないよ？
やだ！
もう何回も言ってますけど！

アルツハイマー型認知症では、認知機能のうち、とくに記憶障害が現れやすい

「アルツハイマー病」は認知症の手前の状態も含む

日本では、認知症の人が二〇一八年末時点で五〇〇万人を超え、その数はさらに増えていくものと見込まれています。自分、あるいは家族の認知症は、だれにとっても身近な問題です。

認知症は、なんらかの原因で認知機能が低下し、日常生活に大きな支障をきたしている状態を示す用語です。認知機能の低下をまねく原因によって、さまざまなタイプの認知症に分けられますが、もっとも多いのはアルツハイマー病が原因で起こる「アルツハイマー型認知症」です。

アルツハイマー型認知症の脳にみられる病変は、認知症と診断されるようになるずっと以前から生じています。脳の病変により認知機能の低下が進んだ状態が「アルツハイマー型認知症」であり、「アルツハイマー病」は、より幅広い状態を示しています。

症状の進み方

はじまりは無症状。二〇年以上かけてゆっくり進む

いつの時点で発病したか特定はできませんが、なんらかの症状が現れる二〇年以上前から
アルツハイマー病の病変はでき始め、ゆっくりと進行していきます。

自分にしかわからない違和感が最初の兆候

アルツハイマー病で最初に現れる症状は、多くの場合、記憶の障害です。自分だけが違和感を覚えている状態から明らかに認知症と診断されるまで、ゆるやかに進行していきます。

無症状

認知機能の低下がみられる20年以上前から脳に病変ができ始めるが、とくに症状はない

自分にしかわからない変化

ど忘れが増えるなど、「なにかおかしい」と自分で感じるようになるのが最初の兆候。ただ、生活するうえで大きな支障はなく、周囲が気づくほどではない

アルツハイマー病によるSCD（主観的認知機能低下）

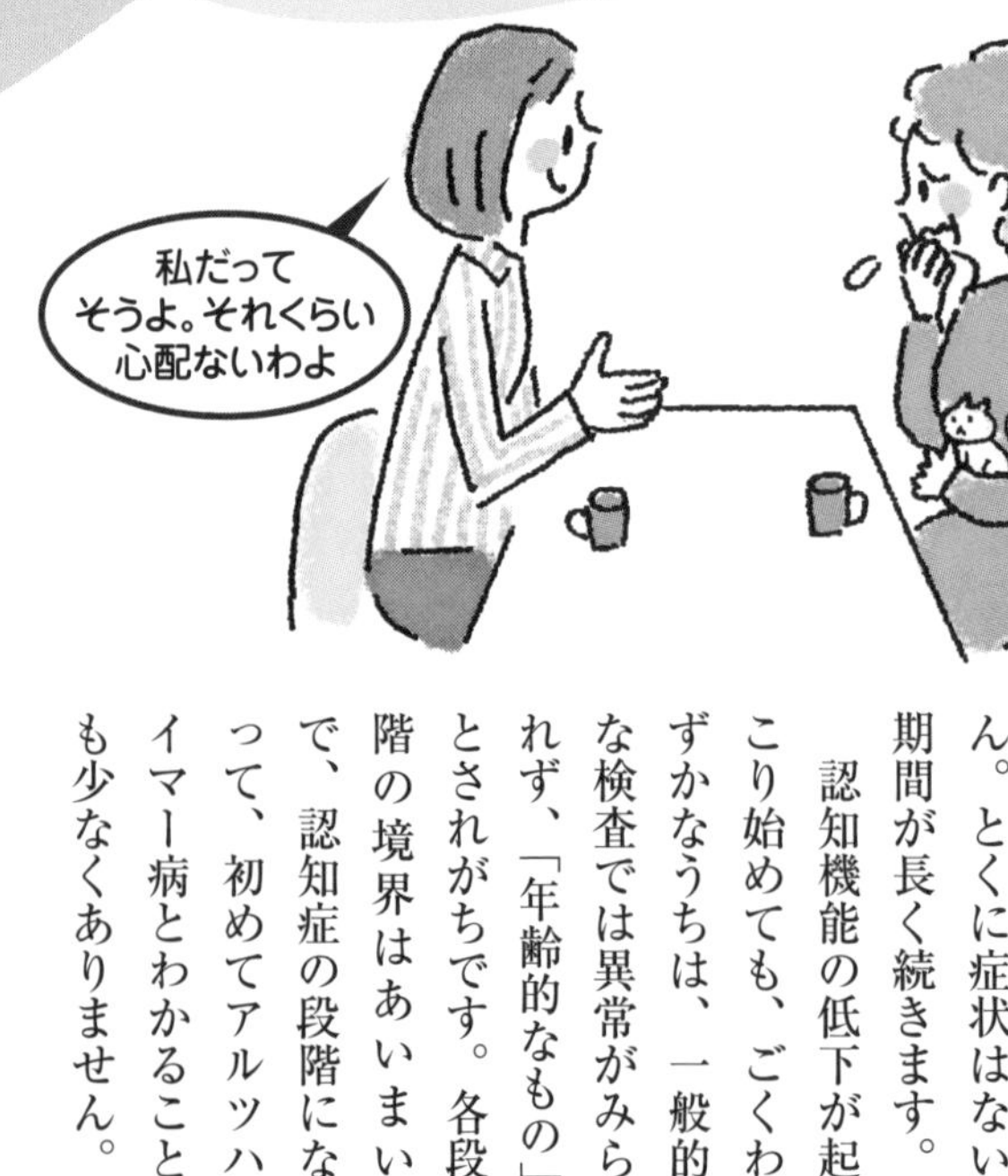

ど忘れするし、探しものばっかりしてるの
私だってそうよ。それくらい心配ないわよ

ある程度、進行してから診断されることが多い

アルツハイマー病特有の病変ができ始めても、いきなり「アルツハイマー型認知症」になるわけではありません。とくに症状はない期間が長く続きます。

認知機能の低下が起こり始めても、ごくわずかなうちは、一般的な検査では異常がみられず、「年齢的なもの」とされがちです。各段階の境界はあいまいで、認知症の段階になって、初めてアルツハイマー病とわかることも少なくありません。

アルツハイマー型認知症の程度と症状の目安

同じ「アルツハイマー型認知症」でも、認知機能障害の程度はいろいろで、徐々に進行していきます。

軽度：生活は自立

■鍋を焦がしたり、料理の味付けが変わるなど、家事がうまくできない
■しまい忘れ、置き忘れが目立つ
■同じことを何度も話したり、聞いたりするが本人は気づかない
■家にすでにあるのに、同じものを買ってくる
■少し話が複雑になると理解が難しくなる
■物事の段取りや計画を立てるのが面倒になる
■自分から積極的に行動しなくなる

中等度：生活では要介助

■慣れた道でも迷い、家に帰れなくなる
■季節・気候に合わせた服選びができなくなる
■入浴をいやがる
■食事を終えたあと、すぐにまた食事を要求する

高度(重度)：生活では全介助

■家族のことがわからなくなる
■会話が成立しにくくなる
■運動機能が低下し、日常生活のほとんどの場面で介護が必要に

▼「忘れ方」をチェック

□ど忘れの回数が増える
□忘れ方の質が変わる。たとえば「約束を忘れる」のではなく、「約束したこと自体を忘れる」ようになった
□もの忘れ以外にも気がかりな症状がある
⇒2つ以上、チェックがついた人は早めに専門的な医療機関へ（→第2章）

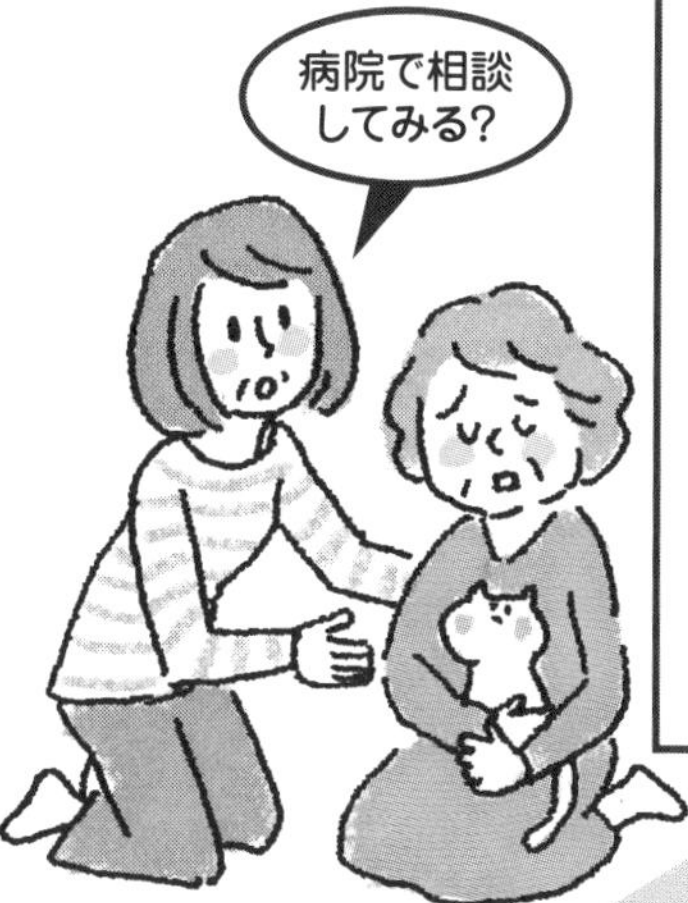

病院で相談してみる？

アルツハイマー病によるMCI（軽度認知障害）

認知機能の低下が起こり始める

もの忘れにより、仕事や家事でミスするようになり、周囲も気づき始める。検査でも、認知機能がやや低下していることが認められるが、認知症とまではいえない

アルツハイマー型認知症

認知機能の明らかな低下

日常生活や仕事でミスが目立つようになる。一般的な検査で診断がつけられる状態

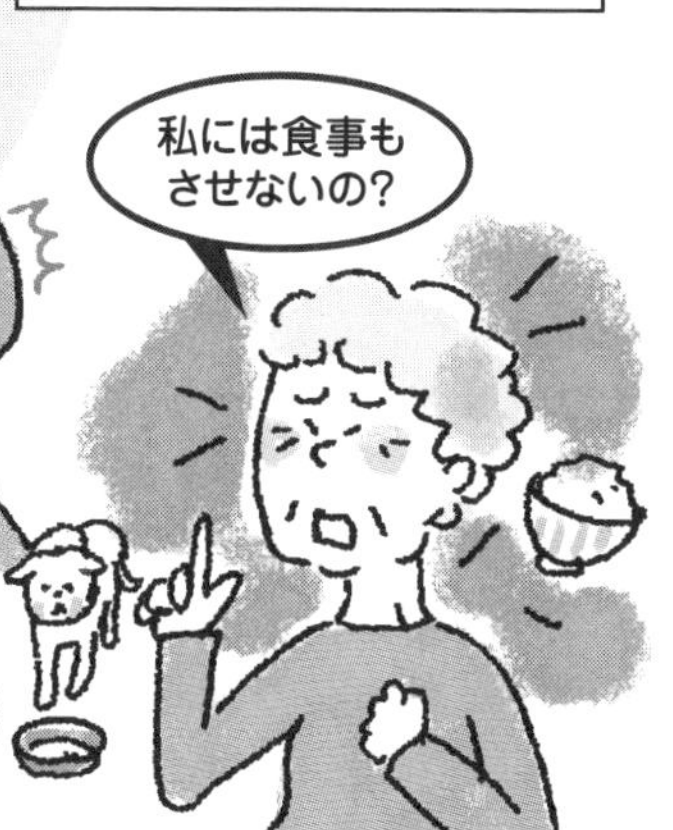

私には食事もさせないの？
さっき食べたばかりじゃない!!

原因は？

生活習慣、年齢、体質などが影響しあう

アルツハイマー病は、なにか一つの原因で生じるものではありません。さまざまな要因が重なり、互いに影響しあうことで少しずつ脳に病変が生じ、広がっていきます。

「〇〇のせい」とは決められない

アルツハイマー病の病変がどのように脳に生じるのか、そのしくみは完全には解明されていません。ただ、なにか単一の原因で生じるわけではなく、複数の要因が影響していると考えられます。

遺伝的な要因

脂質の運搬にかかわるたんぱく質をつくる遺伝子のうち、「アポリポたんぱく E4 遺伝子（APOE4 遺伝子)」をもつ人は、それをもたない人にくらべ、アルツハイマー型認知症を発症する確率が約４倍になると報告されています※。

ただし、この遺伝子の有無だけで、発症するかどうかが決まるわけではありません。

※Bertram L, et al., Nature Genetics. 2007, ALZFORUM websiteによる

糖尿病や高血圧などの生活習慣病にも、遺伝的な「なりやすさ」がある

遺伝的な危険因子をかかえていなくても、生活習慣などの影響で認知症を発症することは少なくない

生活習慣病はもって生まれた体質に不適切な生活習慣が加わって生じる病気

アポリポたんぱくE（APOE）

APOE2、APOE3、APOE4 という３つのタイプがあり、各自の APOE のタイプは遺伝子によって決まる。アルツハイマー型認知症の人の約半数は、APOE4 遺伝子をもつとされる

APOE4 遺伝子とは別に、特定の遺伝子変異が原因で発症することもあるが、ごくまれ （→ P22）

生活習慣

食事や運動、睡眠など、生活習慣のあり方が、発病・発症・進行に深くかかわっていることが明らかになってきています。

遺伝的な要因より大きい生活習慣や加齢の影響

アルツハイマー病による認知症、すなわちアルツハイマー型認知症には、発症する危険性を高める要因（危険因子）がいくつかあることが知られています。

そのなかの一つである遺伝的危険因子は、自分では変えようがありません。しかし、遺伝的危険因子をかかえていれば必ずアルツハイマー型認知症になるというわけではなく、逆にそれがなければ発症しないともいえません。これからでも改善可能な生活要因や、長生きするほど増す加齢の影響のほうが大きいといえます。

年齢が高くなればなるほど増える

アルツハイマー病以外の原因で起こるものも含め、認知症と診断される人の割合は年齢が高くなるにつれて確実に増加していきます。

▼年齢階級・男女別認知症の人の割合

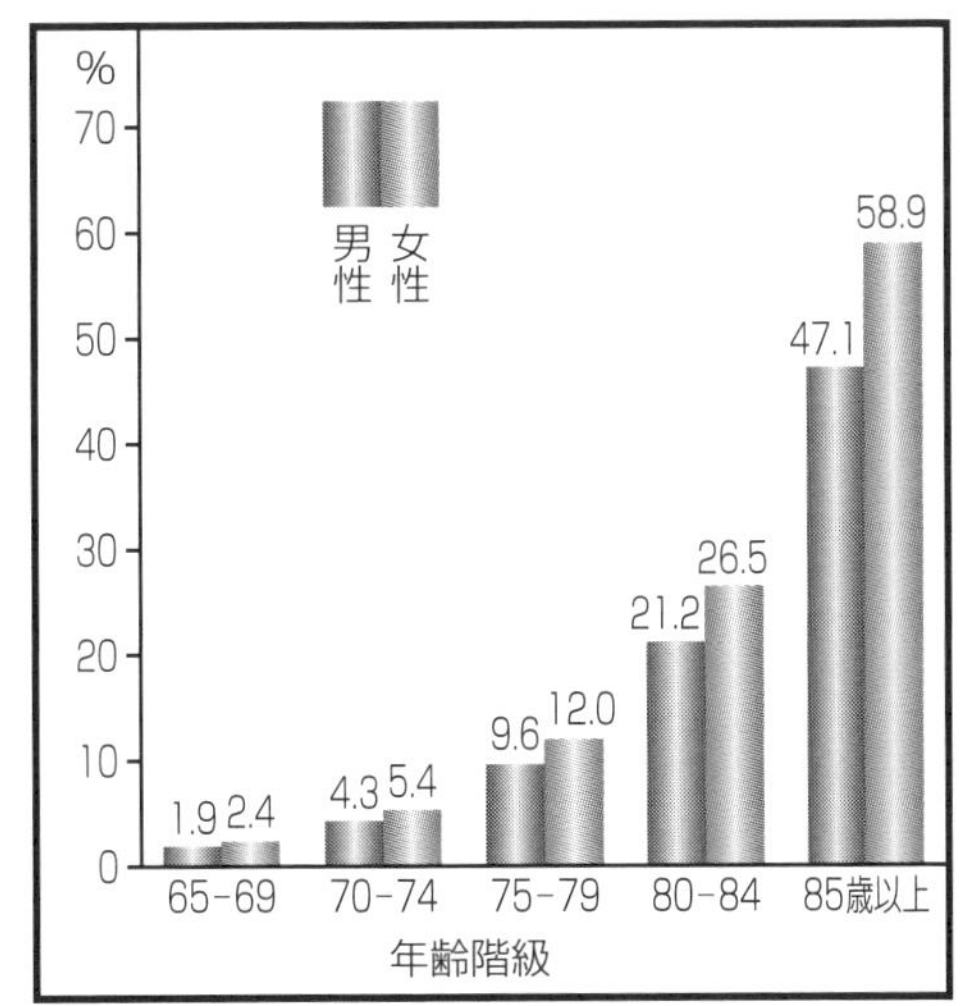

（二宮利治ら「日本における認知症の高齢者人口の将来推計に関する研究」による）

持病

身体的な病気や、うつ病などが認知機能に影響するほか、生活習慣の影響で生じやすい生活習慣病も、アルツハイマー病に関係します。

加齢とともに身体的な不調が増えることも多い

加齢

アルツハイマー病は、加齢とともに発症・進行しやすくなることは、データ上明らかです。だれしも生きているかぎり、避けられない危険因子です。

中年期の生活習慣が、高齢になってから影響を及ぼすことも

関連する生活要因

発症・進行にかかわる生活習慣とは？

アルツハイマー型認知症をはじめとする認知症の発症や、認知機能の低下には、毎日の生活習慣が大きな影響を与えることがわかってきています。

認知症のリスクを高める9つの要因

権威ある医学雑誌「ランセット」の認知症予防・介入・ケアに関する国際委員会は、修正可能な認知症の危険因子として、以下の９つの要因を挙げています。

運動不足
身体機能の衰えが問題
（→ P58）
相対リスク 1.4倍

肥満
とくに中年期に
肥満をかかえていた場合
（→ P54）
相対リスク 1.6倍

高血圧
中年期の高血圧は、高齢になってからの認知症発症に影響する（→ P50）
相対リスク 1.6倍

糖尿病
高齢になっても、
血糖コントロールは重要
（→ P48）
相対リスク 1.5倍

喫煙
「もう遅い」と言わずに
禁煙を
（→ P67）
相対リスク 1.6倍

社会的孤立
高齢になっても
孤独にさせない
（→ P64）
相対リスク 1.6倍

教育を受けた期間が短い
高等教育を受けている人のほうが、
発症時期が遅くなる傾向が
みられる
相対リスク※ 1.6倍

聴力低下
65歳未満での「聞こえ」の
悪化は、とくに問題
（→ P56）
相対リスク 1.9倍

うつ病
うつ病は認知機能の低下に
結びつきやすい
（→ P60）
相対リスク 1.9倍

※ある要因をもつ人が、要因のない人とくらべて認知症を発症する確率がどれくらい高いかを示す数値
(Livingston G, et al., Lancet. 2017 July 19. による)

孤立感と抑うつは
関連しやすい

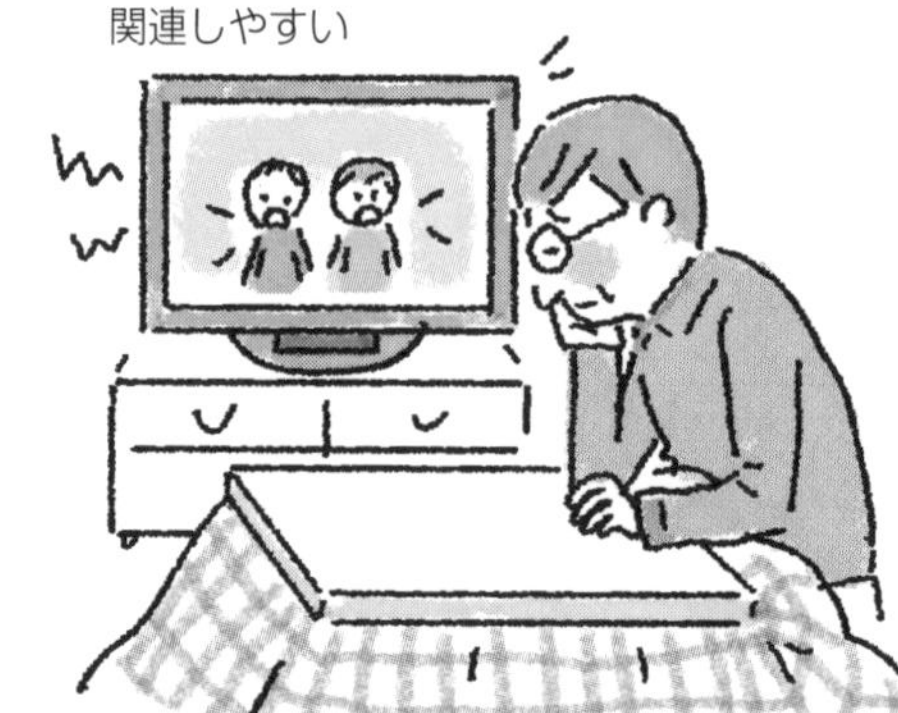

認知機能の低下を防ぐために必要な生活改善の取り組み

アルツハイマー病などによる認知症を発症した人と、健常な人を比較し、どのような要因をかかえていると認知症を発症しやすいのか、あるいは発症しにくくなるかを調べる研究は、全世界的におこなわれています。

膨大なデータからみえてきたのは、食事や運動、人とのかかわり方など、毎日の生活習慣の重要性です。すでにアルツハイマー病になっていたとしても、認知機能の低下を抑制するために、生活改善に取り組むことが大切です。

認知症の発症リスクを下げる要因

WHO（世界保健機関）は、2019年、認知機能低下と認知症のリスクを下げるためのガイドラインを発表。具体的な対策法を示しています。

- 適度な運動を続けること（→ P58）
- 栄養バランスのよい食事をとること（→ P47）
- マルチビタミンなどのサプリメントに頼らないこと（→ P47）
- 体重の管理（→ P54）
- 糖尿病・高血圧・脂質異常症の管理（→P48〜53）
- うつ病の管理（→P60）
- 認知トレーニング（→P81）
- 減酒または断酒をすること（→ P66）
- 禁煙すること（→ P67）
- 難聴の管理（→P56）
- 社会交流をもつこと（→ P64）

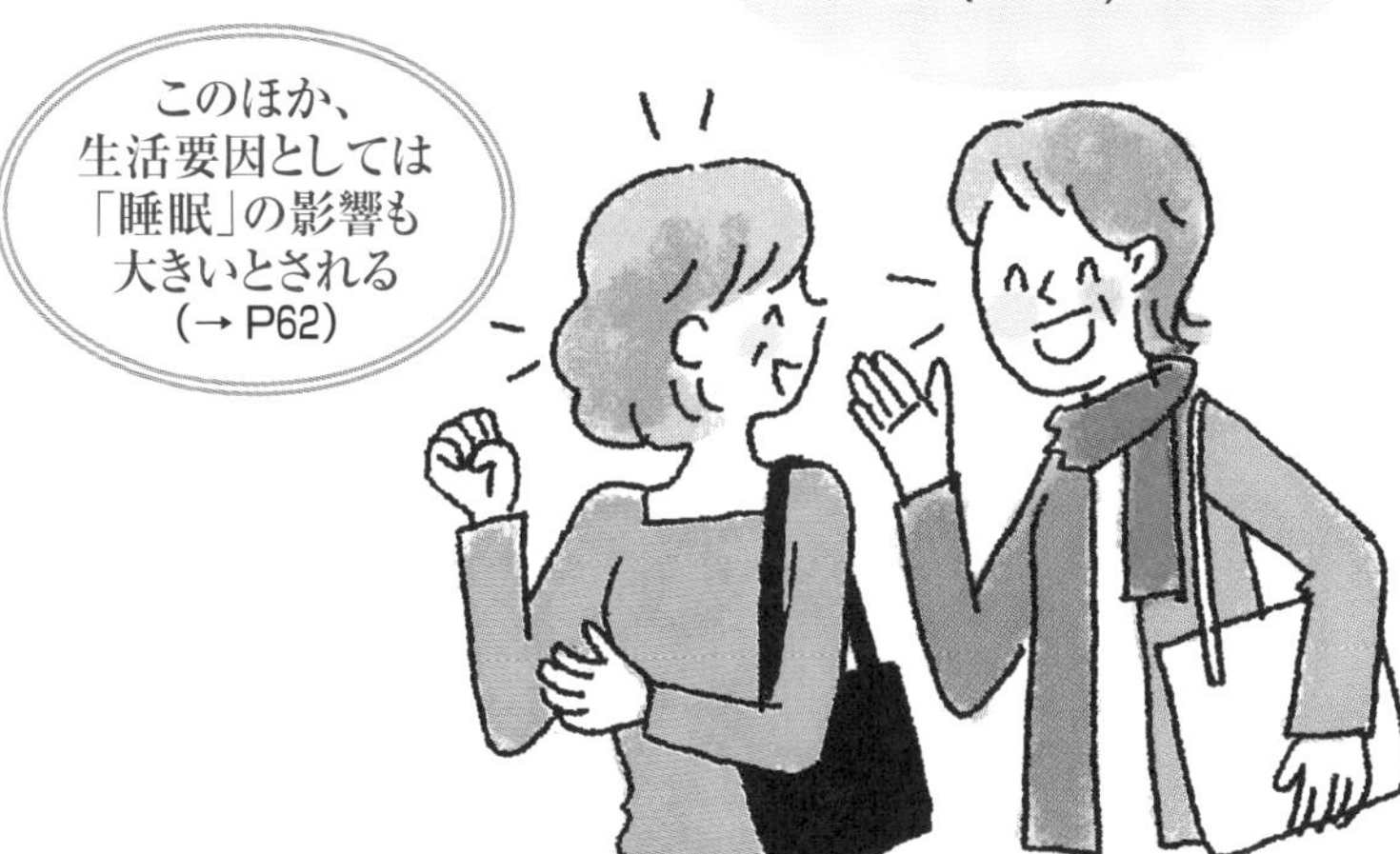
このほか、
生活要因としては
「睡眠」の影響も
大きいとされる
（→ P62）

（Risk reduction of cognitive decline and dementia WHO Guidelines による）

「もとどおりに」は難しい。「進めないこと」が大切

現代の医学では、アルツハイマー病による脳の病変を消し、根治させる方法はありません。だからこそ大切なのは「予防」です。認知機能が低下している場合も「進行の予防」を目指していきます。

一次予防

アルツハイマー病にならない

現代の医療では、アルツハイマー病になること自体を完全に防ぐことはできません。

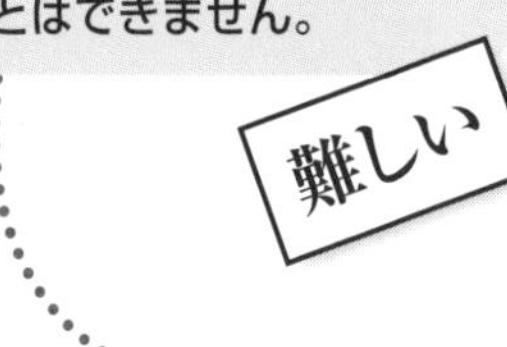

認知機能のレベル

発病

アルツハイマー病の病変ができ始める時期。どの時点で発病したか、実際には判定しにくい

「認知機能の低下を防ぐこと」を目指す

アルツハイマー病の治療は、認知機能の低下を予防し、「よい状態」を長く維持することを目指して進められていきます。

認知症の予防は、３段階に分けてとらえられます。現在のところ、「こうすればアルツハイマー病にならない」という確実な一次予防の方法はありません。二次予防、三次予防が重要です。

無症状の間は油断しがち

「治療」の目的は認知機能の低下の予防

「治る」という意味を、「病変が消え、脳の状態がもとどおりになること」とするならば、残念ながらアルツハイマー病は治りません。

しかし、アルツハイマー病で本当に問題になるのは、病変そのものというより、病変の広がりとともに進む認知機能の低下です。それを防ぐために、できることはあります。

早い段階で異変に気づき、対応していくことができれば、より高いレベルで認知機能を

三次予防
進行を遅らせる

認知機能が低下していくスピードは、早期であればあるほどゆっくりです。生活改善に加え、薬物療法などもおこなうことで進行を遅らせれば、軽度から中等度、中等度から高度の認知機能障害が現れるまでの時間を引き延ばすことができます。

可能

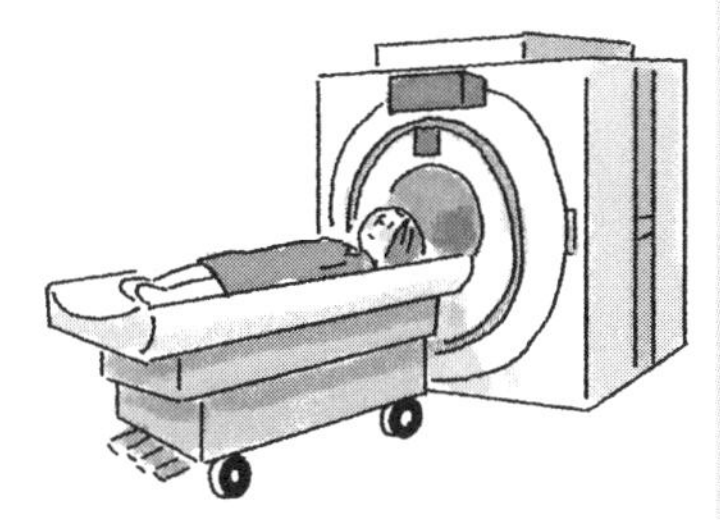

異変を感じたら早めに検査・診断を受けよう

二次予防
発症を遅らせる

健康的な生活を送ることで、認知症の発症リスクを低下させることはできます。

アルツハイマー病が始まっていても、生活改善などの取り組みにより、認知症の発症を遅らせることは可能になってきています。

可能

低下した認知機能の劇的な改善は難しい

薬物療法により認知機能が改善することもあるが、服薬開始時点での認知機能を大きく上回り、改善することは期待できない

薬物療法やリハビリがおこなわれる

アルツハイマー型認知症

認知機能のわずかな低下

より早く対応を始めた場合※

明らかに認知症とわかってから対応した場合※

無治療の場合※

軽度

中等度

高度

※いずれも予測される経過のイメージ。必ずしもこのとおりになるとは限らない

維持しやすくなります。

「アルツハイマー型認知症」と診断されている場合も、できるだけ進行を抑える取り組みを続けていくことが大切です。

若年性アルツハイマー病とは

発症時期が早い「若年性」も対応の基本は同じ

アルツハイマー病は年齢が高くなるほど発症しやすくなりますが、比較的若い年齢で認知機能の低下が始まることも。これを「若年性アルツハイマー病」と呼んでいます。

若年性認知症の主要原因の1つ

65歳未満で発症した認知症は「若年性認知症」とされます。高齢発症の認知症と違い、血管性認知症の割合が多めですが、若年性アルツハイマー病も主要な原因の１つです。

▼若年性認知症に占めるアルツハイマー病の割合

血管性認知症	39.8%
アルツハイマー病	25.4%
頭部外傷後遺症	7.7%
前頭側頭葉変性症	3.7%
アルコール性認知症	3.5%
レビー小体型認知症／認知症を伴うパーキンソン病	3.0%
その他	17.0%

（厚生労働省「若年性認知症の実態と対応の基盤整備に関する研究」による）

遺伝的な要因が強いと考えられる

若年性アルツハイマー病では、APOE4遺伝子（→P16）をもつ人の割合がより多くみられます。特定の遺伝子変異が原因で生じる「家族性アルツハイマー病」の場合も、発症年齢は若くなりますが、日本ではごくまれです。

「引き延ばす」という方針は同じ

認知機能の低下を防ぎ、よりよい状態をできるだけ長く維持できるように対応していくという点は、発症年齢にかかわらず共通しています。

生活改善
薬物療法
脳のリハビリ

「六五歳未満での発症」で線引きされている

アルツハイマー病による認知症は、高齢になるほど発症しやすくなります（→P17）。しかし、なかには比較的若い年齢で認知機能の低下が起こり始める人もいます。

六五歳未満でアルツハイマー型

「若い」がゆえの問題も

若年性認知症の平均発症年齢は 50 歳前後。「現役」で活躍する世代ゆえ、社会生活への影響は大きくなりがちです。

経済的な不安が大きい

家計を支える「現役」として活躍している人が発症し、認知機能の低下が進んだ場合、休職・退職を余儀なくされ、収入が減ってしまうことが少なくありません。

ただし、在職中に診断を受けていれば、退職後、障害年金を受給できます。

若年性認知症に関する相談窓口を利用できる

本人や家族などがかかえる問題の解決に向けた支援をおこなう調整役として、都道府県ごとに「若年性認知症支援コーディネーター」の配置が進んでいます。相談先がわからない場合などは、下記に電話、もしくはホームページにアクセスしてみましょう。

◆若年性認知症コールセンター
TEL 0800-100-2707
（月～土曜 10:00～15:00）
http://y-ninchisyotel.net/

家族の負担が大きくなりやすい

介護の負担が配偶者に集中する、自立前の子どもがいる、高齢の親の介護も必要など、家庭内での問題が重なりがちです。独身の場合は、高齢の親以外に頼れる人がいないなどということもあります。

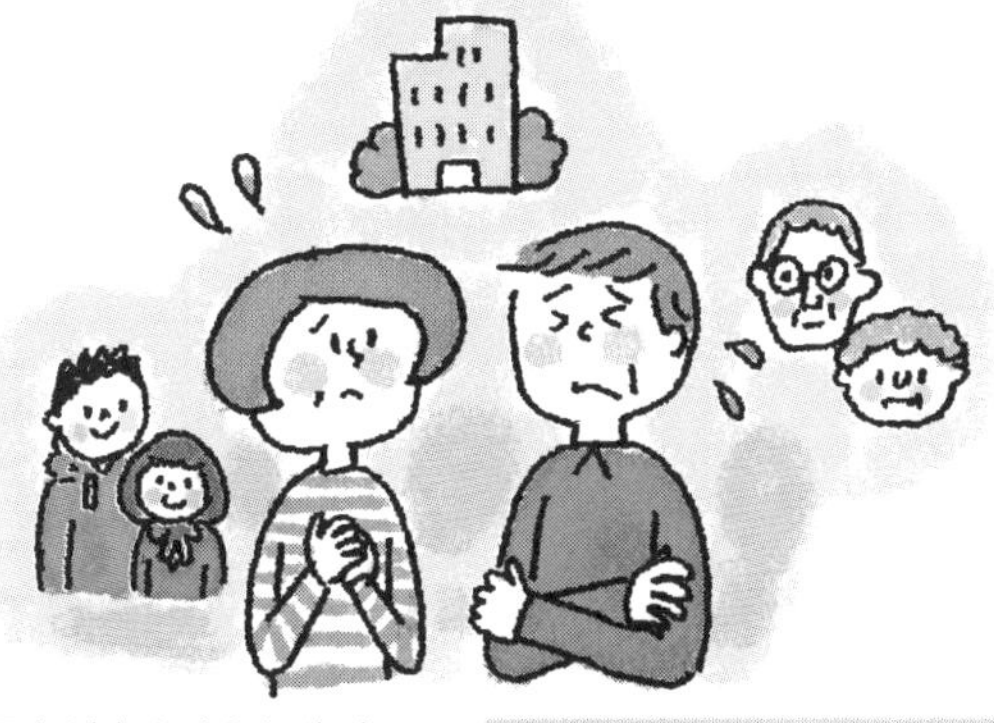

不安が大きくなりやすいが、認知機能の低下が軽度であればできる仕事もある。異変に気づいたら早めに診断を受け、家族・職場とよく相談を

症状が重くなりやすい

高齢で発症した場合、アルツハイマー病がいちじるしく進行する前に天寿を全うする人も少なくありません。

一方、若い年齢で発症した場合、進行が速かったり、治療により進行速度をゆるめることができても経過が長くなるために、症状が重くなりやすい傾向があります。

認知症、アルツハイマー病による軽度認知障害などと診断された場合を、「若年性アルツハイマー病」といいます。遺伝的要因や環境要因（生活習慣）などの影響が強く、脳に病的な変化が生じやすいのだと考えられていますが、現れる症状や対応のしかたは高齢発症の場合と基本的には同じです。

COLUMN

「どうしてこんなことに……」と思っているあなたへ

後戻りはできない。今、できることを考える

自分や家族がアルツハイマー病とわかり、「健康には気をつけてきたのにどうして……」「頭脳明晰のあの人がなぜ？」などと思っている人もいることでしょう。

アルツハイマー病になりやすい、あるいは認知機能の低下をまねきやすい生活習慣などについてわかってきていることはあります。けれど、いずれも「確率が高まる」ということであり、健康的な生活を送っていれば必ず防げるというものではありません。遺伝的な危険因子をかかえていたのかもしれませんし、健康的に過ごしていたようでも、実際にはストレスの多い生活だったのかもしれません。

それぞれの患者さんの病態に、なにがどれだけ影響を与えているのかは、はっきりしません。医学的にも解明できないことですから、「あれがよくなかった」などと自分で決めつけることはやめましょう。もし「よくなかった」という反省があるのだとしたら、それこそが改善できる点ともいえます。今、できることに取り組んでいきましょう。

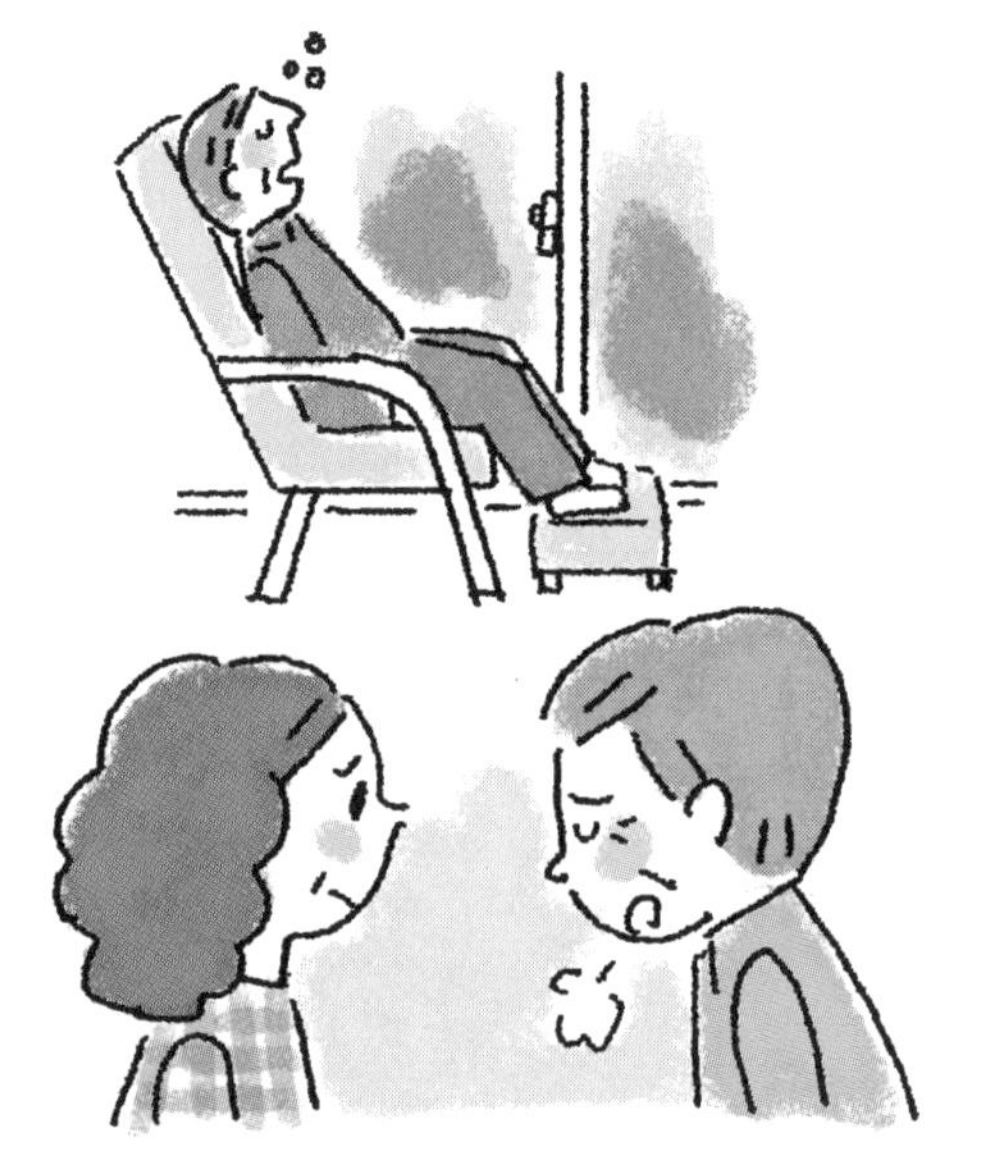

悲嘆にくれてばかりいるより、
気持ちの切り替えを！

脳の中でなにが起きているのか?

進行したアルツハイマー病では、
脳が萎縮し、小さくなっていきます。
けれど、そこに至る前には、さまざまな過程があります。
脳の中で、いったいなにが起こっているのでしょう?
アルツハイマー病の正体を、ここで学んでいきましょう。

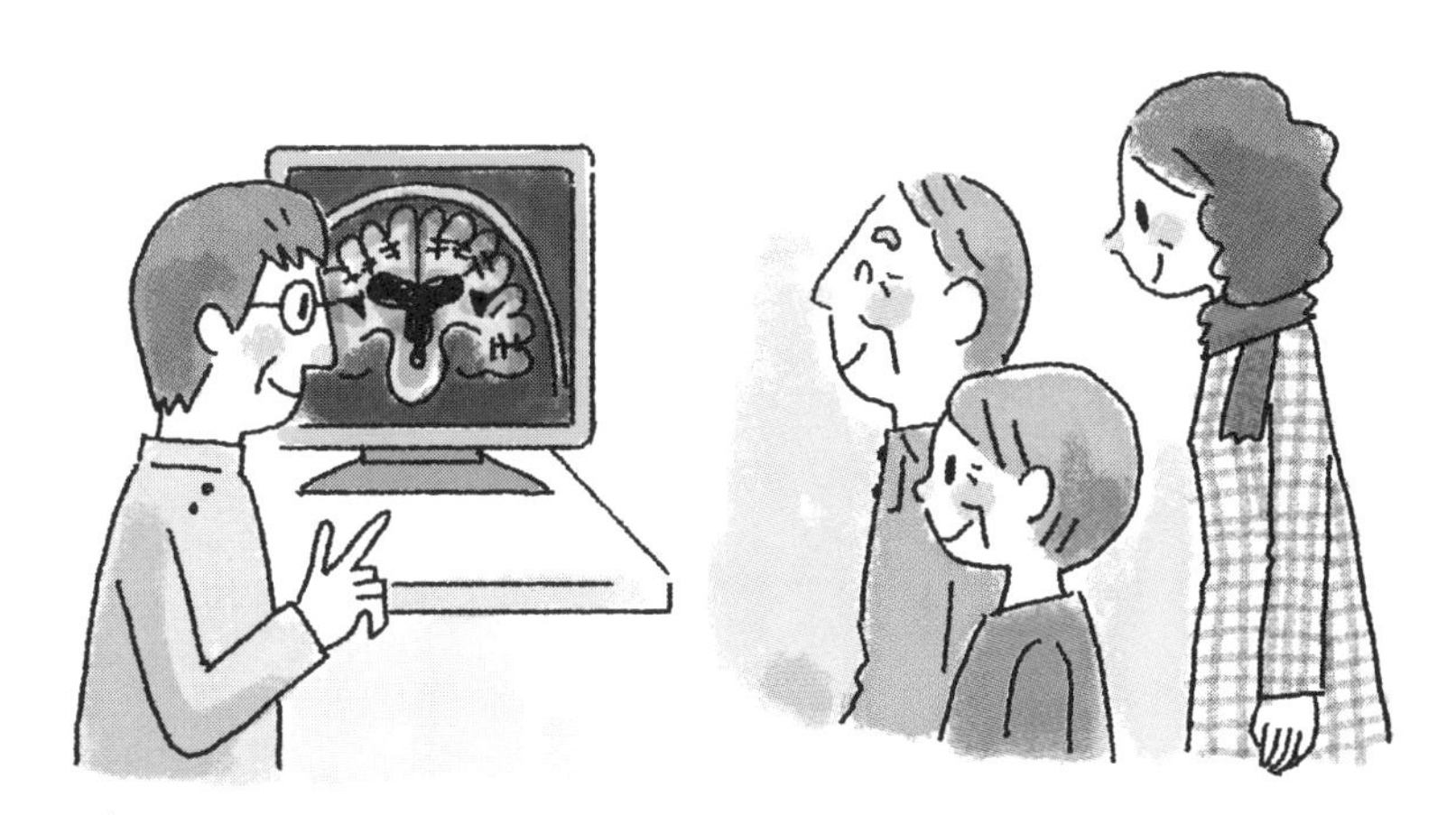

ケース例
Bさんと**Cさん**の場合①

この違和感、「アルツハイマー病」のせいなの？

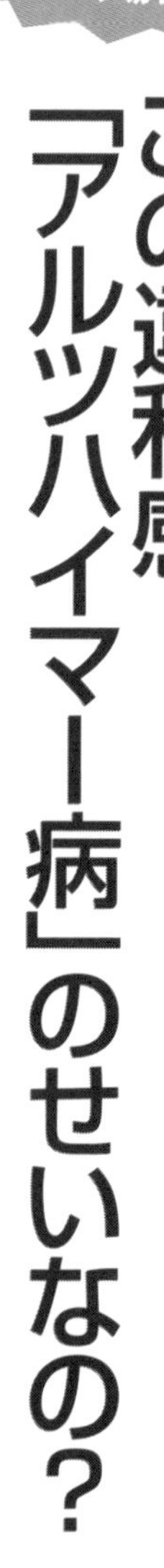

1 自分の会社を経営している60代のBさん、研究者の50代のCさんは、それぞれ第一線で活躍中です。しかし最近、「もの忘れのひどさ」を自覚し、人知れず悩んでいました。

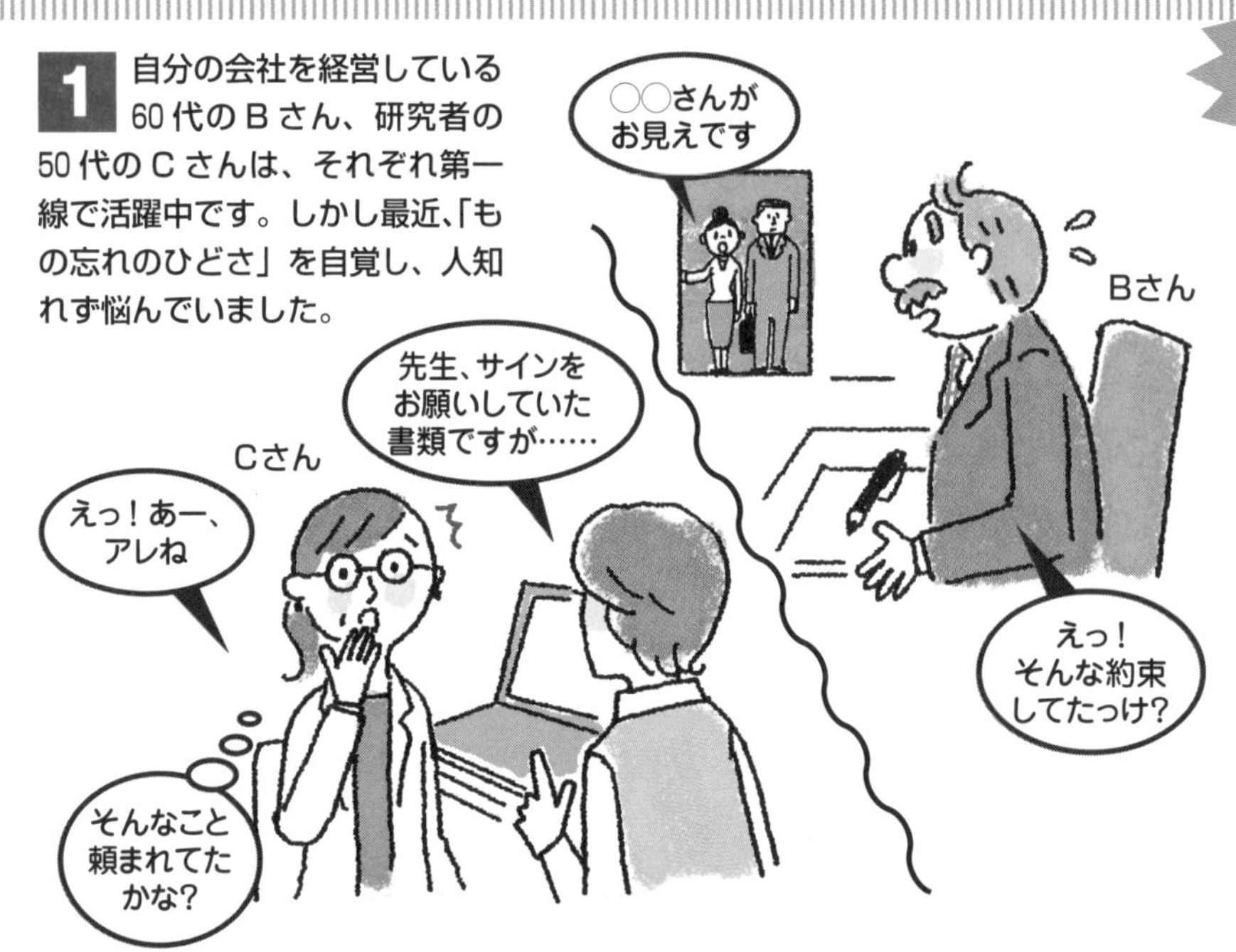
○○さんがお見えです
Bさん
えっ！そんな約束してたっけ？
Cさん
先生、サインをお願いしていた書類ですが……
えっ！あー、アレね
そんなこと頼まれてたかな？

2 Bさん、Cさんは、それぞれ専門病院で検査を受けました。MRIや脳血流検査（SPECT → P39）を受け、症状の現れ方や心理テストなどもあわせ、「初期の若年性アルツハイマー病」と診断されました。

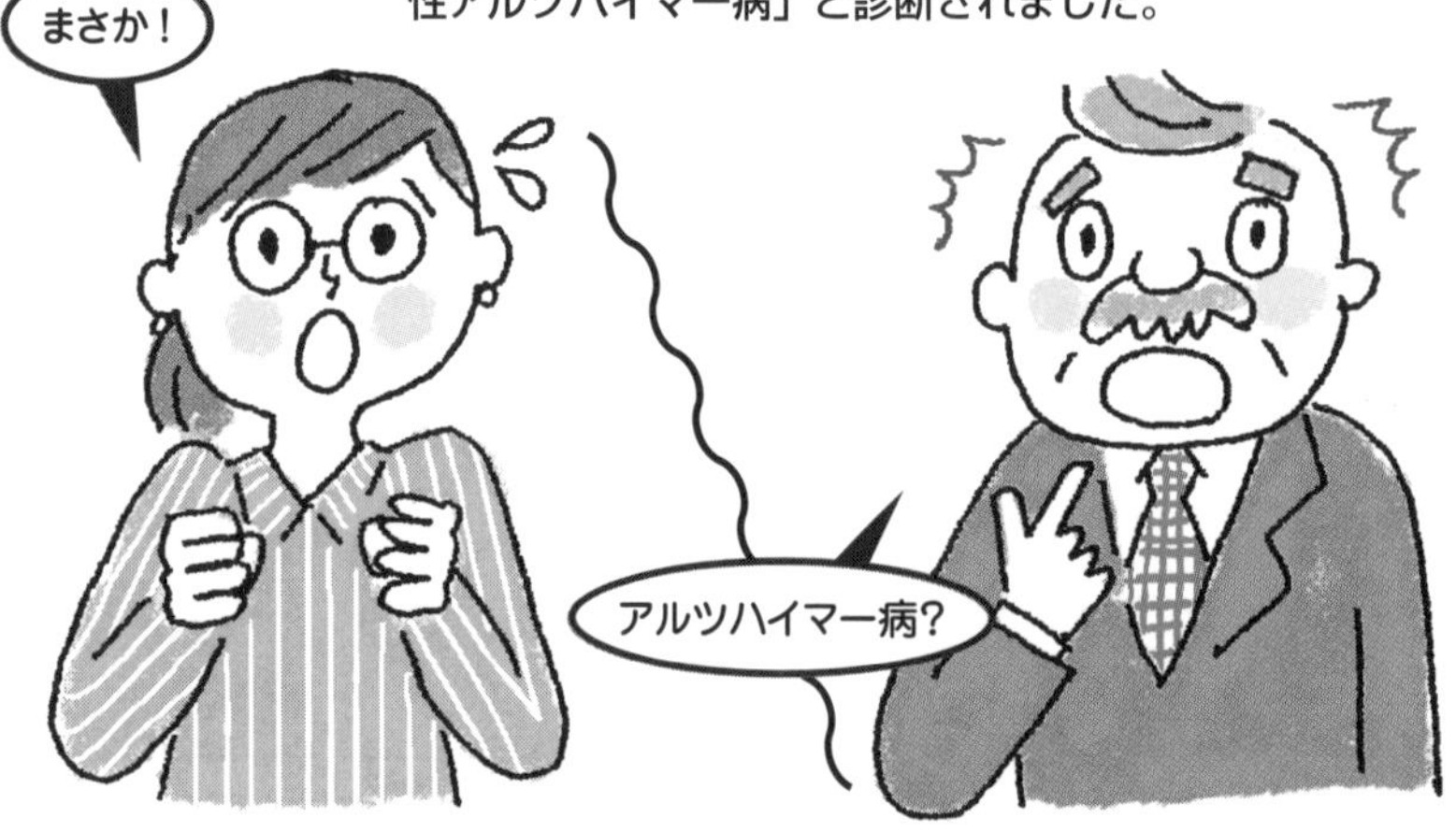
まさか！
アルツハイマー病？

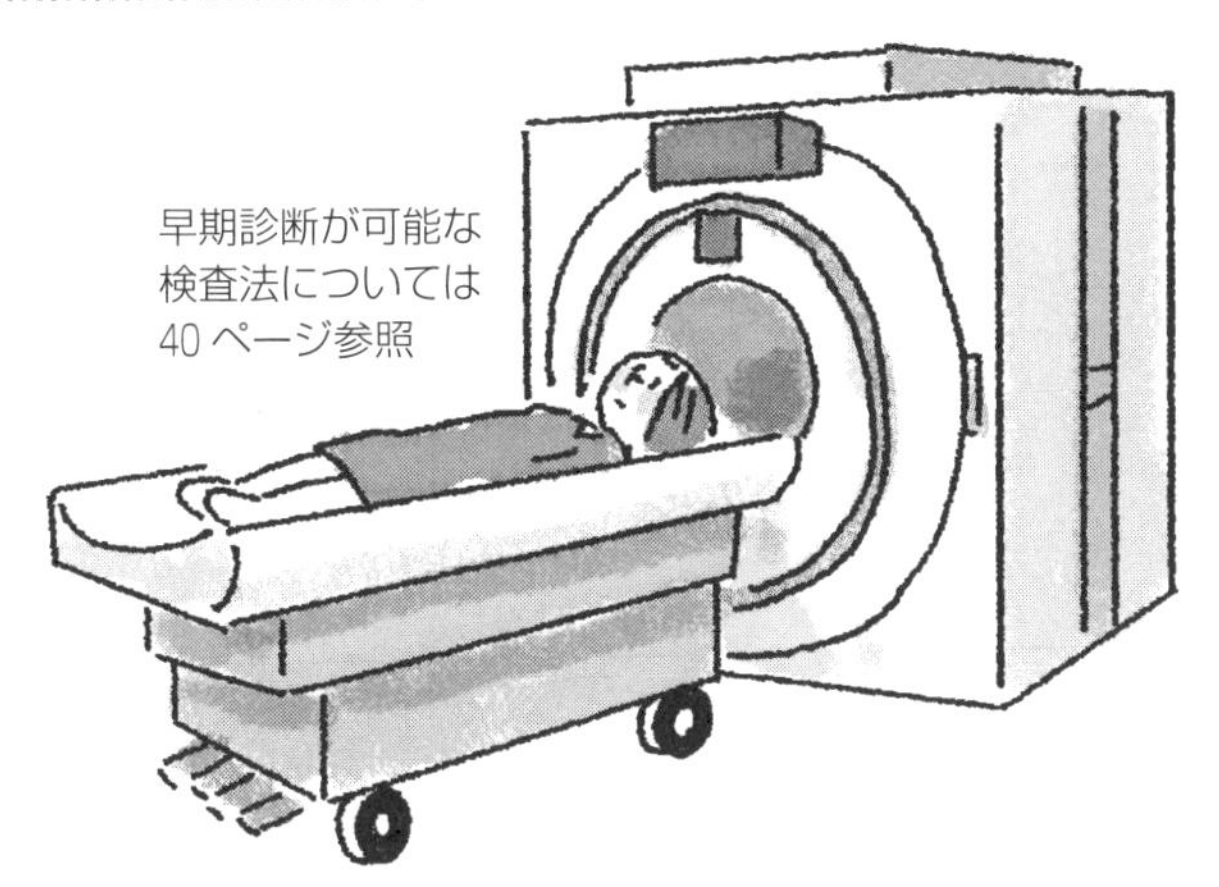

早期診断が可能な
検査法については
40 ページ参照

3 本当にアルツハイマー病なのだろうか……。診断は受けたものの納得のいかないBさん、Cさんは、悩んだ末、MRI 検査などよりも早い段階でアルツハイマー病かどうかの判定が可能だという「アミロイド PET(ペット) 検査」を受けてみることにしました（→ P41）。

4 ほぼ同時期に検査を受けた２人の検査画像には、明らかな違いがありました。アルツハイマー病でみられる「アミロイドの沈着」が、Bさんの脳には多数認められたのですが、Cさんの脳にはほとんど沈着がないことがわかったのです（第３章冒頭に続く）。

光ってみえる
ところに、「アミロイド」
がたまっているんです。
若年性アルツハイマー病
による軽度認知障害
（MCI）でしょう

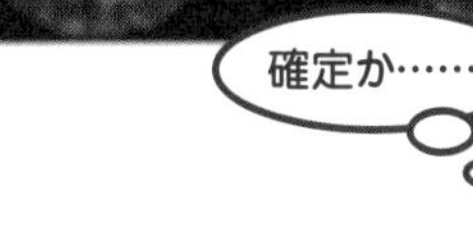

「アミロイド」は、
ほとんどたまっていませんね。
Cさんの症状は、アルツ
ハイマー病以外の原因に
よるものでしょう

とりあえず
よかった……
のかな？

心がまえ

「知る」ことから始めよう、予防・治療生活

自分や身近な人がアルツハイマー病とわかれば、だれしも大きな不安に襲われるものです。むやみに恐れず、適切に対応していくには、現状の正しい理解が必要です。

必要なのは正確な情報

闘う相手の正体が見えなければ、不安はいっそう増大しがちです。落ち着いて対応していくには、相手のことをよく知ることが大切です。

アルツハイマー病について知る

「なにもかも忘れて、人間らしさを失ってしまう」「どんどん進行する」「手の打ちようがない」などといった誤解は、本書をよく読んで払拭しておきましょう。

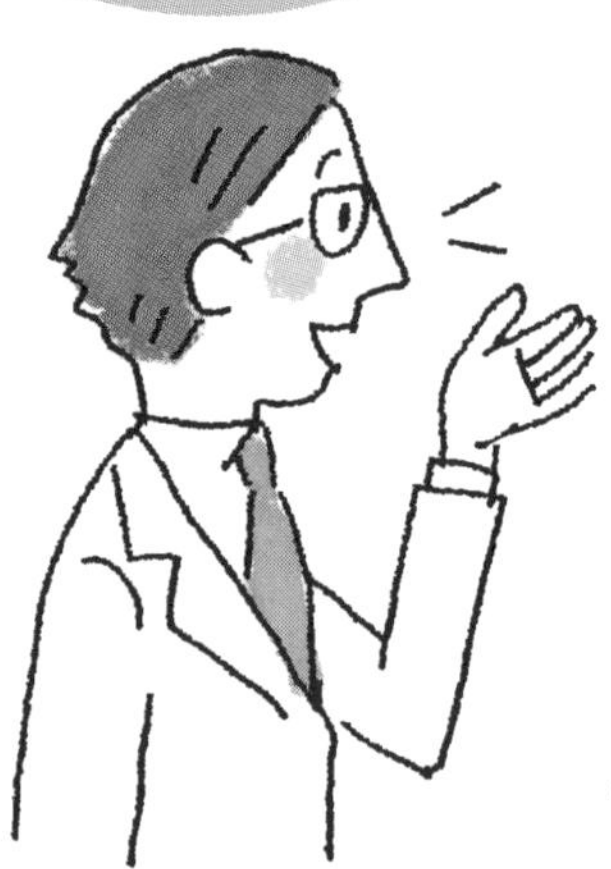
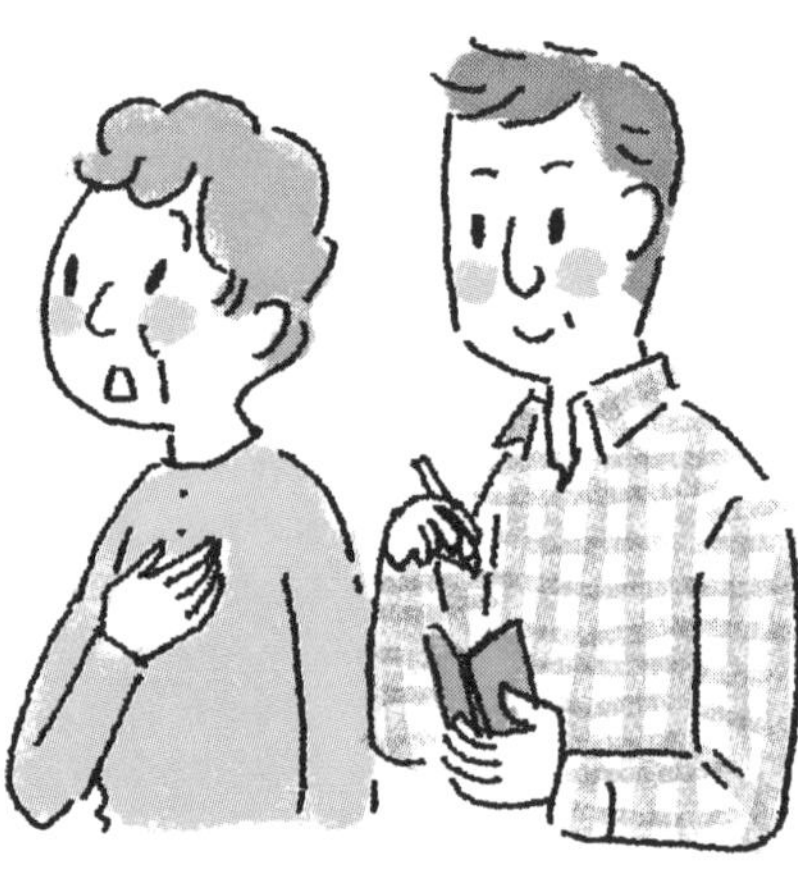

診察時には、本人だけでなく家族も必ず同行しよう。正しい診断を下したり、今後の対応のしかたを考えていくためには、客観的にみた本人の様子を、医師に伝えることが必要

低下するのは脳全体の働きの一部だけ

「アルツハイマー病になったらおしまいだ」などと悲観している人が多いようです。しかし、低下し始めた認知機能は、脳全体の働きのごく一部にすぎません。もの覚えが悪くなるのは避けられませんが、進行速度はゆっくりであるのが一般的です。感情や思考などの働きは長く保たれます。

脳は大きな力を秘めた器官です。失われた機能を取り戻すことはできなくても、障害を受けていないところが肩代わりして、脳の働きが維持されることも期待できます。

病気のことを知り、状態に合わせた適切な対応を続けていきましょう。

対応方針の基本

SCD（主観的認知機能低下）の段階なら……

自分だけが感じているだけで、客観的には認知機能の低下は認められない段階なら、生活改善に取り組むのが、アルツハイマー病を進めない最良の方法（→第３章）

MCI（軽度認知障害）の段階なら……

認知症の域ではないが健常ともいえないグレーゾーンの場合の取り組み方も、生活改善が中心になるが、場合によっては服薬や脳のリハビリも検討（→第３章、第４章）

アルツハイマー型認知症なら……

認知症診断後は、生活改善や脳のリハビリに取り組むとともに、服薬を開始するのが一般的（→第４章）。軽度、中等度、高度と認知機能の低下が進むにつれ、介護の役割が大きくなっていく（→第５章）

「気休めの対策」で終わらせないためにも知識が必要

認知症を早期に発見するために、脳ドックを受けているという人もいるかもしれませんが、一般的におこなわれている脳ドックはMRI検査によるもの。脳血管障害の有無の確認はできても、アルツハイマー病の早期発見はできません。

また、生活改善は一人ひとりの状態に合わせて進めていくものです。「このサプリメントを飲めばよい」などという単純なものではありません。

真に有効な対策を考えていくためにも、正しい知識が必要です。

今、どの段階にあるかを知る

同じアルツハイマー病でも、初期の状態と高度の認知症にまで進行した状態とでは、症状も対応のしかたも大きく異なります。今、どの段階にあるのか、確認しておきましょう。

●認知症なのか、その手前の段階なのか

●認知症なら、進行度はどれくらいか

取り組むべき課題を知る

認知機能の低下を防ぐには、生活改善が重要です。認知症の手前の段階では、アルツハイマー病かどうかはっきり診断がつかないこともありますが、生活改善は、全身の健康を維持するためにも有効です。取り組みが無駄になることはありません。

脳の中でなにが？①

脳にたまった「アミロイドβ（ベータ）」が神経細胞を壊していく

アルツハイマー病の進行とともに脳は萎縮していきます。アミロイドβというたんぱく質が神経細胞のまわりに沈着することが、そもそもの発端であると考えられています。

アルツハイマー病の脳に起こること

ある程度進行したアルツハイマー病では、脳に全般的な萎縮がみられます。脳を構成する神経細胞が大量に死滅するためです。ただし、萎縮が起こるずっと前から、特有の変化は生じています。

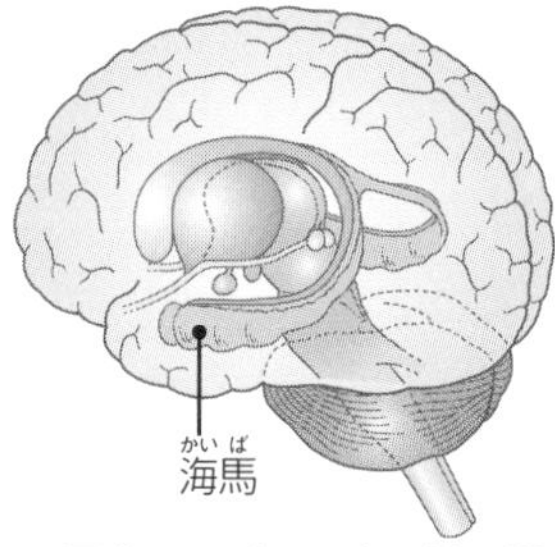

アルツハイマー病では、記憶を司る海馬から病変が広がっていく（→ P32）

神経細胞のまわりに「アミロイドβ」がたまる

無症状

アミロイドβは、脳の神経細胞が働く際に生じる老廃物の一種。アルツハイマー病の脳に起こる変化は、神経細胞のまわりにアミロイドβがたまっていくことから始まります。

神経細胞

アミロイドβが集まり、たまっていく

アミロイドβには神経細胞を死滅させる毒性があるが、通常は睡眠時などに洗い流されるので、脳内にたまったままにはならない

アミロイドβが沈着し、シミになる

無症状～認知機能がわずかに低下することも

洗い流されずにたまったアミロイドβは神経細胞の働きを低下させ、機能不全に陥らせるとともに、多数のかたまりとして神経細胞間に沈着します。

アミロイドβの沈着

実際の脳を調べてみると沈着したアミロイドβがシミのように見える。「老人斑」ともいう

▼沈着をまねく3つの要因

- つくりだされるアミロイドβの量が多い
- 凝集しやすい
- 分解されにくい

ごく初期の段階でみられるアミロイドβの沈着

人間の脳には、一〇〇〇億個以上ともいわれる膨大な数の神経細胞が集まっています。神経細胞どうしが信号を伝え合うことで、脳の働きが維持されています。

アルツハイマー病では、神経細胞が大量に死滅・減少するために、脳の働きが低下します。その発端となるのは、アミロイドβという老廃物の沈着です。老廃物がたまり、神経細胞が変性・死滅していくことで、アルツハイマー病の病変がつくられていくのです。

アミロイドβの役割は、完全に解明されているわけではありません。もともとは炎症や毒物などから神経細胞を守るためにつくられるとの説もあり、悪玉とは言い切れない面もありそうです。ただし、少なくともアルツハイマー病の病変ができ始める初期の段階で、アミロイドβの沈着がみられることは確かなことです。

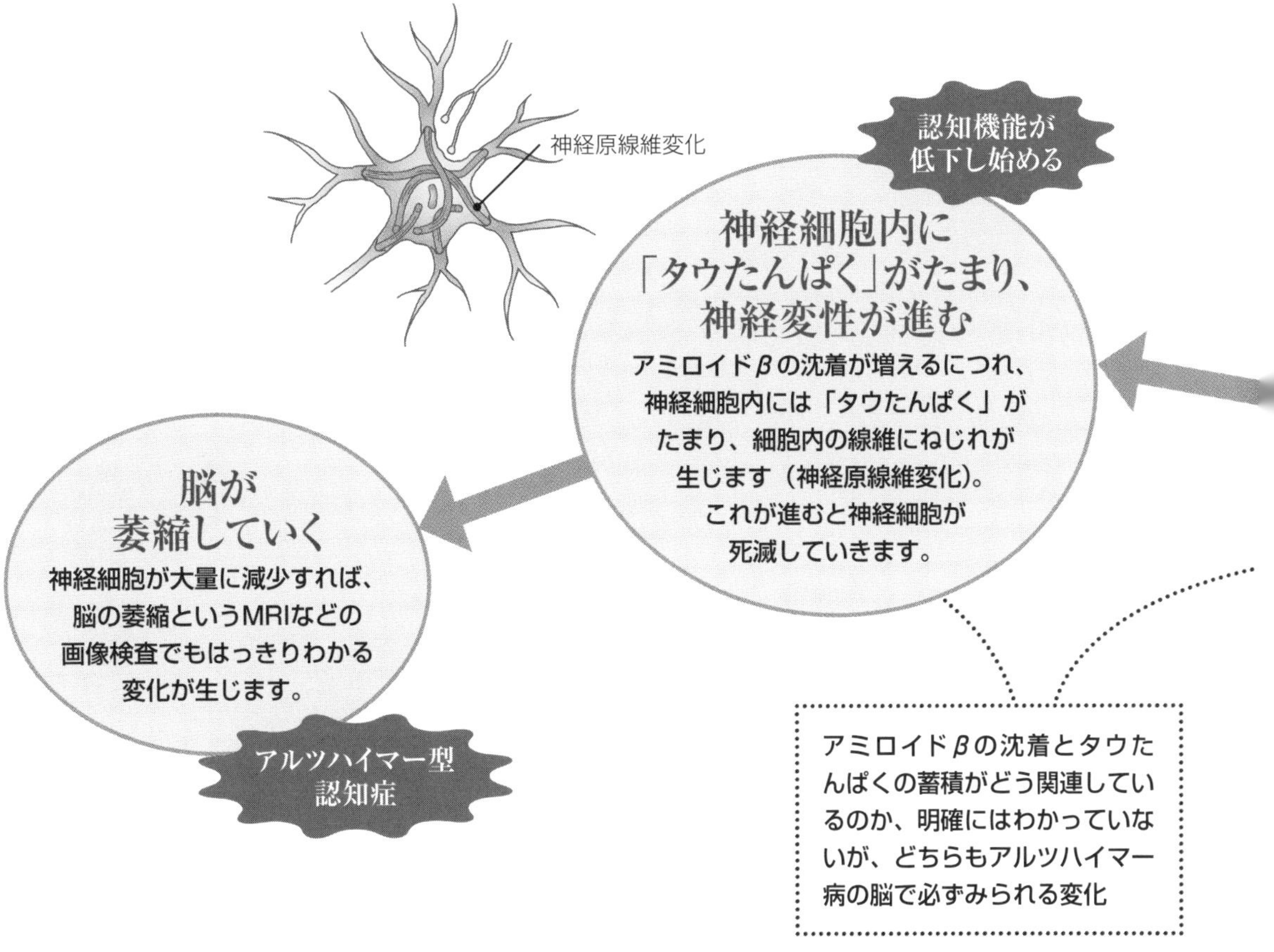

神経原線維変化

認知機能が低下し始める

神経細胞内に「タウたんぱく」がたまり、神経変性が進む

アミロイドβの沈着が増えるにつれ、神経細胞内には「タウたんぱく」がたまり、細胞内の線維にねじれが生じます（神経原線維変化）。これが進むと神経細胞が死滅していきます。

脳が萎縮していく

神経細胞が大量に減少すれば、脳の萎縮というMRIなどの画像検査でもはっきりわかる変化が生じます。

アルツハイマー型認知症

アミロイドβの沈着とタウたんぱくの蓄積がどう関連しているのか、明確にはわかっていないが、どちらもアルツハイマー病の脳で必ずみられる変化

病変が広がると「もの忘れ」以外の障害も

アルツハイマー病では、まず記憶にかかわる「海馬」に病変が生じます。そこから病変が広がるにしたがい、記憶以外の認知機能も障害されていきます。

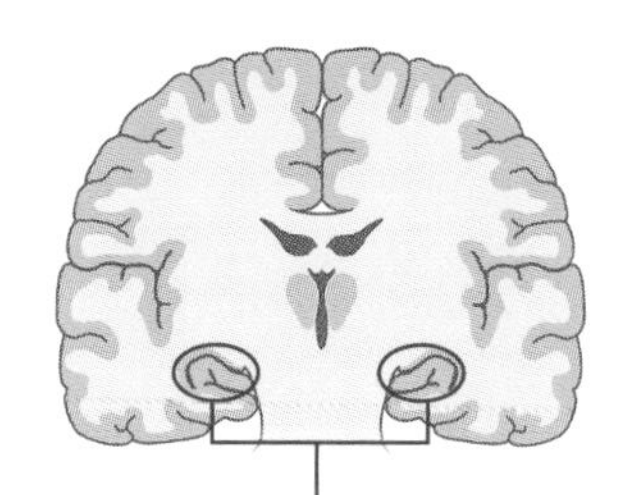

中心となるのは記憶の障害

アルツハイマー病で現れる記憶障害は、脳の海馬とその周辺の病変によって生じます。

海馬（かいば）
記憶の働きのうち記銘・保持に大きくかかわる部位。視覚や聴覚などがとらえた情報を集め、重要な情報を選別し、大脳のしかるべき部位に移す役割を果たしている

▼記憶の成り立ち

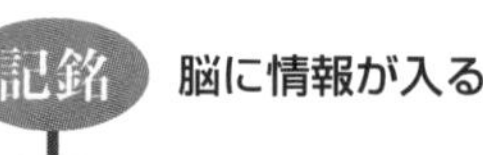

- **記銘**　脳に情報が入る
- ↓
- **保持**　記銘された情報が脳内にとどまる
- ↓
- **想起**　保持された情報が取り出される（思い出す）

▼とどまる長さによる分類

短期記憶（数分）		長期記憶
即時記憶	**近時記憶**	**遠隔記憶**
記銘後すぐに想起され、数秒で消える記憶 ◆例：聞いた数字をすぐに復唱する	数分から数日間の記憶。海馬が萎縮すると失われやすい ◆例：3つの単語（花、犬、車など）を覚え、5分後に復唱する	数ヵ月、数年、数十年単位でとどまる記憶。発症前に大脳に固定化されているので失われにくい ◆例：子どもの頃、どこの小学校に通っていたか

今している作業を維持するための即時（短期）記憶は、作業記憶（ワーキングメモリ）ともいう。加齢とともに低下しやすい
◆例：100から順に7を引いていく

▼内容による分類

エピソード記憶
「昨日の夕食になにを食べたか」などという出来事の記憶。海馬が萎縮すると新しい出来事は保持されなくなる

意味記憶
「箸は食事に使う道具である」などといった記憶

手続き記憶
「自転車に乗る」など、身体的な記憶。失われにくい

部位によって異なる障害の現れ方

アルツハイマー病の病変は海馬から始まり、大脳の奥側（大脳辺縁系）から大脳表面（大脳皮質）へと広がります。病変のありかにより、現れる症状も変わります。

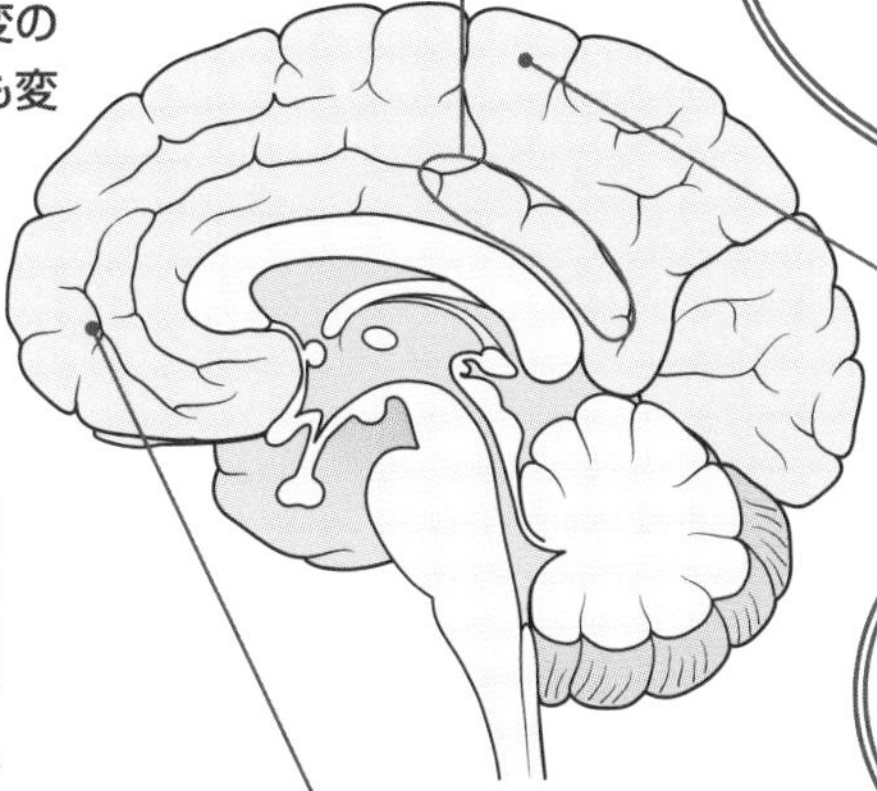

後部帯状回

帯状回は大脳辺縁系の一部。大脳辺縁系の各部位を結びつける役割を果たしており、学習や記憶などの働きにかかわっている。早い段階で、機能低下が起こりやすいところ

頭頂葉

空間や場所の認識、計算などにかかわっているため、場所や日付がわからなくなったり、簡単な計算ができなくなったりする

前頭葉

理性や感情のコントロールを司る部位。萎縮すると意欲の低下などが生じやすい

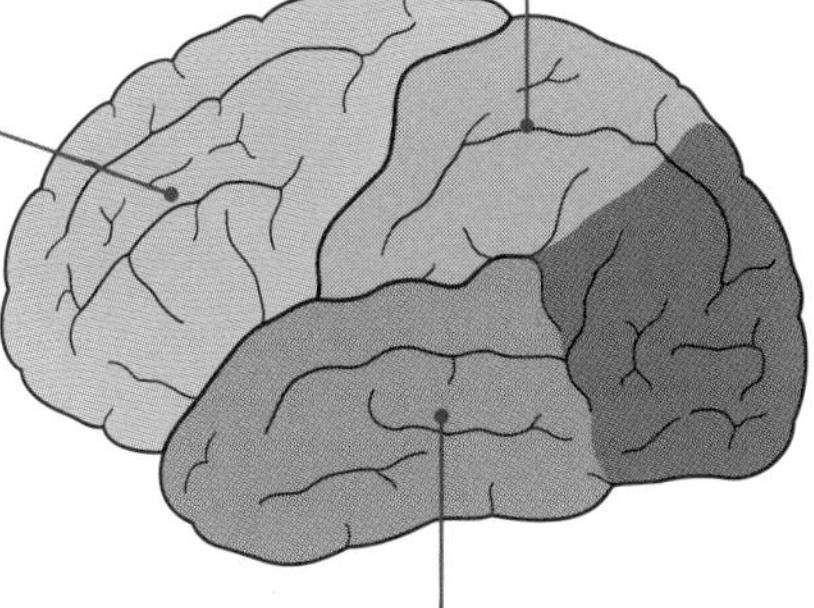

側頭葉

記憶、言語、嗅覚などにかかわる部位。記憶障害が進み、読み書きなどに支障をきたす

脳の後方から前方へと病変は広がっていく

アルツハイマー病に気づく最初の症状の多くは、「もの忘れが増える」といった形で現れる記憶障害です。アルツハイマー病の病変が最初に現れる海馬は、認知機能の一つである記憶にかかわる部位だからです。

海馬の障害が進むと新しい情報を保持できなくなります。保持されない情報は想起できないため、最近の「エピソード記憶」をまったく思い出せないといった事態が生じます。

海馬から始まる病変は、通常、後方から前方へと広がっていきます。脳は、部位によって担う働きが異なります。病変が広がって脳の萎縮が進めば、記憶以外の認知機能も低下していくことになるのです。

本当にアルツハイマー病？

似た症状を示す別の病気であることも

アルツハイマー病は認知症の最大の原因ですが、認知症＝アルツハイマー病と決めつけて対応するのは問題です。アルツハイマー病と、別の原因が合併していることもあります。

認知症をまねく主な原因

認知機能の低下は、さまざまな原因で起こります。症状の現れ方や、脳の状態、全身の状態などを調べ、アルツハイマー病以外の原因ではないか、確かめておくことが必要です。

変性性認知症

脳の神経細胞が変性・減少して認知症に至る病気は、アルツハイマー病だけではありません。

レビー小体型認知症／認知症を伴うパーキンソン病

レビー小体といわれる異常構造物が神経細胞内に出現し、細胞機能が障害されていきます。視覚を司る後頭葉に病変が生じやすく、ないはずのものが見える「幻視」が現れやすいのが特徴です。

脳の深部にある脳幹のレビー小体は、運動障害が中心のパーキンソン病を引き起こします。大脳皮質に病変が広がれば認知症も現れます。

前頭側頭型認知症

脳の前頭葉と側頭葉に強い萎縮がみられ、意欲や判断力が低下します。脳の神経細胞に「ピック球」という異常構造物ができる「ピック病」は、前頭側頭型認知症の一種で、理性や感情の制御が難しくなり、性格や行動の変化が現れます。

血管性認知症

脳梗塞や脳出血など、脳血管障害をきっかけに、脳機能が低下して起こる認知症です。記憶障害は比較的軽いものの、前頭葉の血流が減少しやすく、意欲の低下、判断力の低下、うつ状態などが引き起こされやすくなります。

進行を抑えるには、脳血管障害の再発予防が欠かせません。

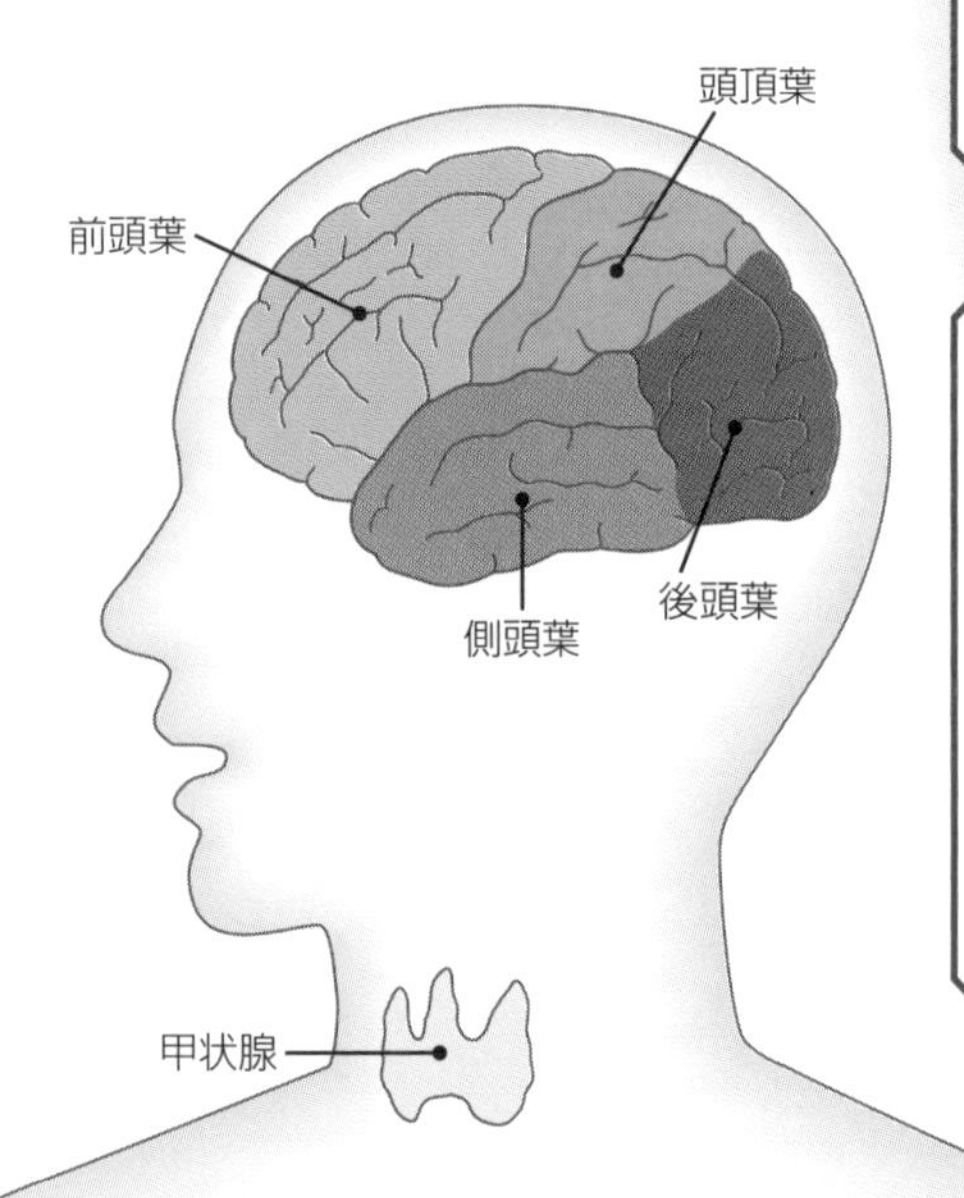

アルツハイマー病と別の原因が合併していることも

認知症のおよそ八割を占める変性性認知症や血管性認知症は、残念ながら根治させる方法がありません。しかし、残りの二割は、適切な対応で認知機能が完全に回復することもあります。まずは「治る認知症」ではないか、きちんと確かめておく必要があります。

また、アルツハイマー病だけでなく、血管性認知症、あるいはレビー小体型認知症がいっしょに起こっていることもあります。薬物療法の方針などが変わることもあるため、正しい診断を受けることが大切です。

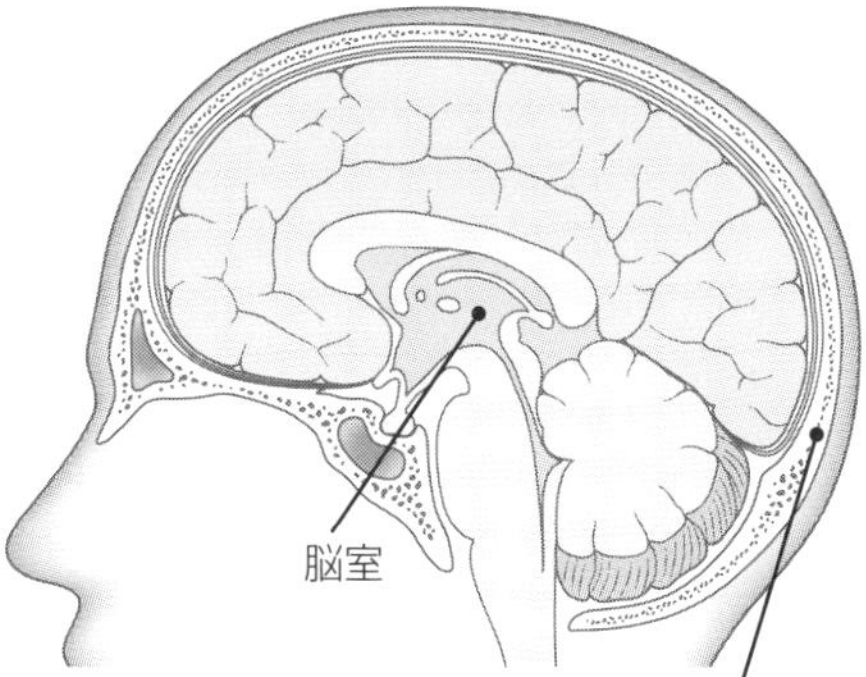

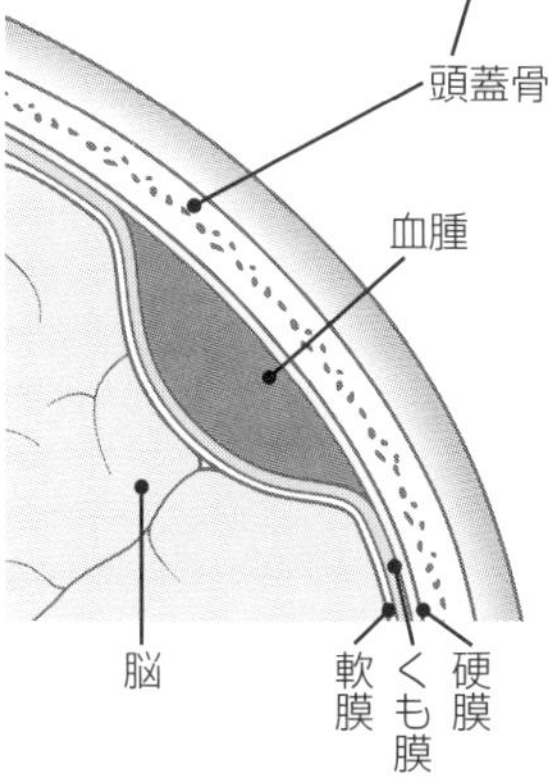

「治る認知症」のことも

原因によっては、適切な治療により認知機能の完全な回復が見込めます。

正常圧水頭症

脳・脊髄と、それを包む硬膜の間を流れる脳脊髄液が、なんらかの原因で頭蓋内にたまる病気です。もの忘れなどの症状のほか、歩行障害や失禁などが現れることも。

脳室から腹腔へ細い管を通し、たまった脊髄液を流す手術で治ります。

脳腫瘍（のうしゅよう）

腫瘍が脳を圧迫することで、いろいろな症状が出てきます。認知機能の低下も起こりやすい症状です。腫瘍を除去したり、放射線治療で小さくしたりします。

甲状腺機能低下症

甲状腺ホルモンには新陳代謝を促す働きがあります。不足すると心身に不調が現れやすくなり、放置すると認知機能の低下をまねくことも。ホルモン剤の使用で治療可能です。

アルコールの影響

大量のアルコール摂取は、認知機能の低下や脳の萎縮をまねくことがあります（→ P66）。

硬膜下血腫（こうまくかけっしゅ）

頭部の打撲などが原因で脳と硬膜をつなぐ細い血管などが破れて出血し、硬膜の下に血のかたまり（血腫）ができると、脳が圧迫され、働きが損なわれることがあります。

頭蓋骨に穴を開け、血腫を取り除く手術をすれば、認知機能は回復します。

その他

常用薬の影響や、栄養不足などがないか、確認が必要です。

「おかしい」と思ったら怖がらずに相談しよう

アルツハイマー病は、早い段階であればあるほど、年齢的な変化との区別がつけにくいという面があります。専門的な知識をもつ医師のもとで検査・診断を受けることがすすめられます。

専門の医療機関へ

アルツハイマー病ではないかという不安をかかえつつ、受診を先延ばしにしている人もいるかもしれません。「なにかおかしい」と感じているなら、早めの受診がすすめられます。

気がかりな症状がある

（→P12）

専門医・専門外来を受診

アルツハイマー病を含め、認知症について専門的な知識をもつ医師は、精神科、神経内科、老年科などに所属しています。

認知症の増加に伴い、認知症に対応可能な医師も増えていますが、より早い段階で診断を受けるには、専門医にかかることがすすめられます。

診断に基づいて対応を考える

症状の現れ方や各種の検査結果（→ P38）から、「アルツハイマー病による MCI」「アルツハイマー型認知症」などといった診断が下されます。

アルツハイマー病かどうかはっきりしない場合には、経過を見守ります。

専門医の探し方

インターネットを利用したり、お住まいの市区町村の地域包括支援センターや認知症疾患医療センターに連絡をとり、情報を集めるとよいでしょう。

◆認知症専門医・認知症専門医のいる施設（日本認知症学会）
（専門医）http://dementia.umin.jp/g1.html
（施設）http://dementia.umin.jp/g2.html
日本認知症学会が認定する全国の認知症専門医と専門医の所属先のリスト

◆全国もの忘れ外来一覧（公益社団法人 認知症の人と家族の会）
http://www.alzheimer.or.jp/?page_id=2825
「家族の会」調べによるもの忘れ外来（認知症外来）の地域別リスト

◆高齢者のこころの病と認知症に関する専門医（日本老年精神医学会）
http://184.73.219.23/rounen/a_sennmonni/r-A.htm
日本老年精神医学会が認定する専門医の所在地、所属先、氏名が検索できる

ごく早期の段階ではすぐに診断がつかないことも

アルツハイマー病は、いつの間にか発症し、ゆるやかに進行していきます。「もしかしたら」と思いつつ受診をためらううちに時が過ぎ、診断がついたときにはかなりの程度まで進行していたという人はめずらしくありません。

一方、以前受診したときには「異常なし」と言われていたという人もいるでしょう。アルツハイマー病の脳に現れる初期の変化は、通常の検査で見つけることは難しいのが現状です。

だからこそ、不安があれば専門的な知識をもつ医師にみてもらうのが安心です。認知機能がわずかに低下し始めた段階では、専門医であってもアルツハイマー病かどうかすぐに診断がつけられないこともありますが、そうした場合にも、注意深く経過をみてもらえるでしょう。

早期に診断を受ける2つのメリット

早期の段階でアルツハイマー病とわかることで得られるメリットは2つあります。

認知機能をより高いレベルで維持しやすくなる

より早い段階で対策を始めれば、認知症の手前の段階を長く維持できる可能性が高まります。

自分の考えを書きとめておけば、認知機能の低下が進んだ場合にも、本人の意思を尊重した決定がしやすい

本人が自分の意思を表明できる

認知機能がある程度保たれているうちに、仕事やお金のこと、症状が進んだ場合にどのように過ごしたいかなど、本人が自分の意思をまわりの人に伝えておくことができます。

ただし、たとえば認知症の診断後に作成された遺言書は、後々、その法的な有効性が争われることもあります。法律的なことについては、弁護士など、専門家に相談しておくことも必要です。

検査①

MRIで異常がみつかるのは脳の萎縮が始まってから

ある程度進行したアルツハイマー病では、海馬を中心に脳の萎縮がみられます。しかし、MRIなどの画像検査で異常がないからといって「アルツハイマー病ではない」とはいえません。

診断のために必要な検査

認知症かどうかは、症状の現れ方や認知機能の程度を調べるテストなどから判断されます。また、認知機能を低下させる原因を調べるために、脳の画像検査や血液検査などがおこなわれます。こうした過程で、アルツハイマー病以外の原因が見つかることもあります。

問診

症状の現れ方や変化のしかたは、認知症の原因を見極めるうえで重要な判断材料になります。本人だけでなく、身近な人からの情報が大切な手がかりになります。

- □いつごろから、どんな症状があったか
- □きっかけはあったか
- □症状に変化は? 進行しているように感じられるか
- □今、困っている症状
- □両親、きょうだいに認知症の人はいるか
- □治療中の病気はあるか
- □服用している薬はあるか

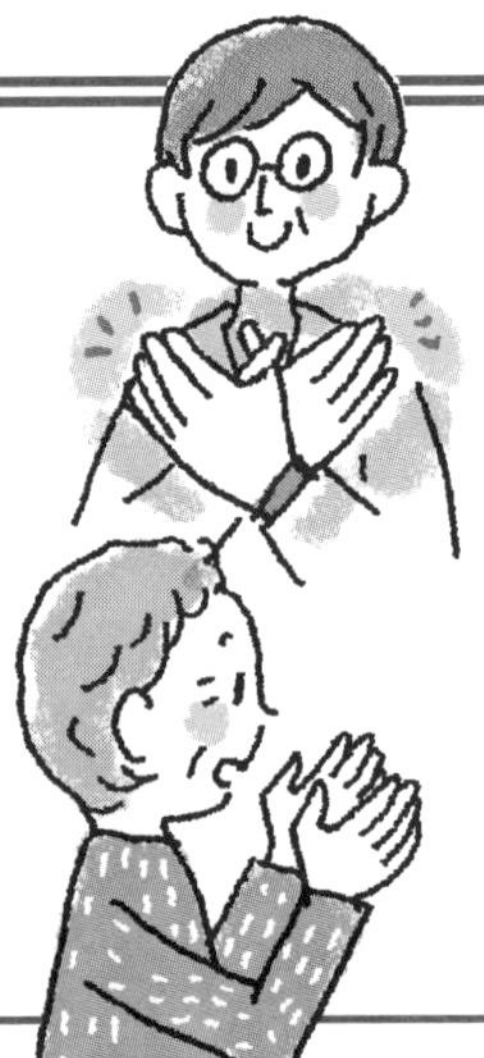

相手と同じ手指の形をつくれるかどうか(山口式キツネ・ハト模倣テスト)も、認知機能の程度を知る目安の1つ

神経心理検査

記憶や言語、計算、実行・遂行する能力、空間の把握など、認知機能がどの程度保たれているかを調べます。

▼代表的な神経心理検査

改訂長谷川式簡易知能評価スケール

20点以下(30点満点)の場合は認知症が疑われる

MMSE(ミニメンタルステート検査)

認知機能を30点満点で評価する。比較的簡単におこなえることから、広く普及している検査方法の1つ

<table>
<tr><td>30~28点</td><td>27~24点</td><td colspan="3">23点以下</td></tr>
<tr><td rowspan="3">健常またはSCD</td><td rowspan="3">MCIの疑い</td><td colspan="3">認知症の疑い</td></tr>
<tr><td>23~21点</td><td>20~11点</td><td>10~0点</td></tr>
<tr><td>軽度</td><td>中等度</td><td>重度</td></tr>
</table>

(判定の目安は日本老年医学会による)

このほかにも、目的に応じてさまざまな検査法が用いられる

画像検査

CTやMRIは、脳血管障害の有無を調べるには有効な検査です。脳に明らかな萎縮があれば、それも確認できます。

アルツハイマー病による認知機能の低下が生じている場合、明らかな萎縮はない段階でも脳内の一部で血液量の低下がみられます。これを確かめるには、放射性薬剤を投与したうえで撮影をおこなうSPECT（単光子放射断層撮影）が有効です。

▼萎縮がみられる脳（MRI）

▼萎縮はみられない脳（MRI）

アルツハイマー型認知症の疑い

アルツハイマー病の早期段階

健常な脳

MRIでは区別できない

▼SPECTの画像

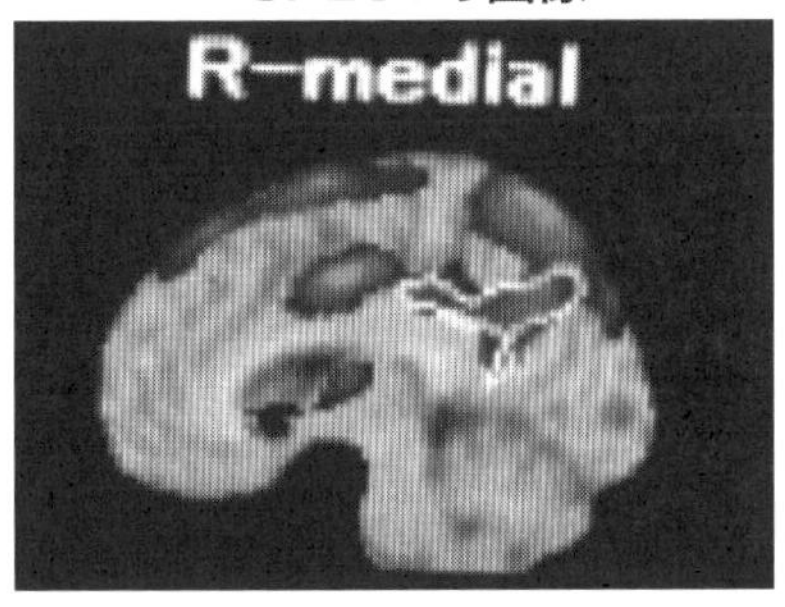

アルツハイマー病の早期段階で起こりやすい、後部帯状回の血流低下が認められる

血液検査

身体的な異常が認知機能に影響を及ぼしていないか確認します。通常の検査では、遺伝子診断まではおこないません（→ P42）。

一つの検査結果だけで診断はつけられない

認知機能の低下を示す症状を訴えて受診した場合には、認知症かどうか、認知症だとしたらなにが原因かを調べるために、各種の検査がおこなわれます。

認知機能の低下が明らかで、脳に萎縮がみられる、ほかの原因は考えにくい、などといったことが確認できれば、「アルツハイマー型認知症」と診断されます。

認知症に至る前の段階では、脳に明らかな萎縮はみられないことが多く、ＭＲＩなどの画像検査では異常が認められません。この段階で診断を確定するためには、さらに別の検査が必要になることもあります（→Ｐ40）。

検査②

認知症に至る前に診断可能な検査法もある

認知機能に明らかな低下がみられる前に、アルツハイマー病が始まっているか判断可能な方法もあります。鍵となるのは「アミロイドβ」のたまりぐあい。二つの方法が実用化されています。

アミロイドβの蓄積を知るのが早道

アルツハイマー病で最初期に現れる変化は、脳内にたまっていくアミロイドβの沈着です（→P30）。ほかの検査ではこれといった異常が見つからない段階でも、アミロイドβの蓄積が認められれば、アルツハイマー病の疑いが濃厚です。

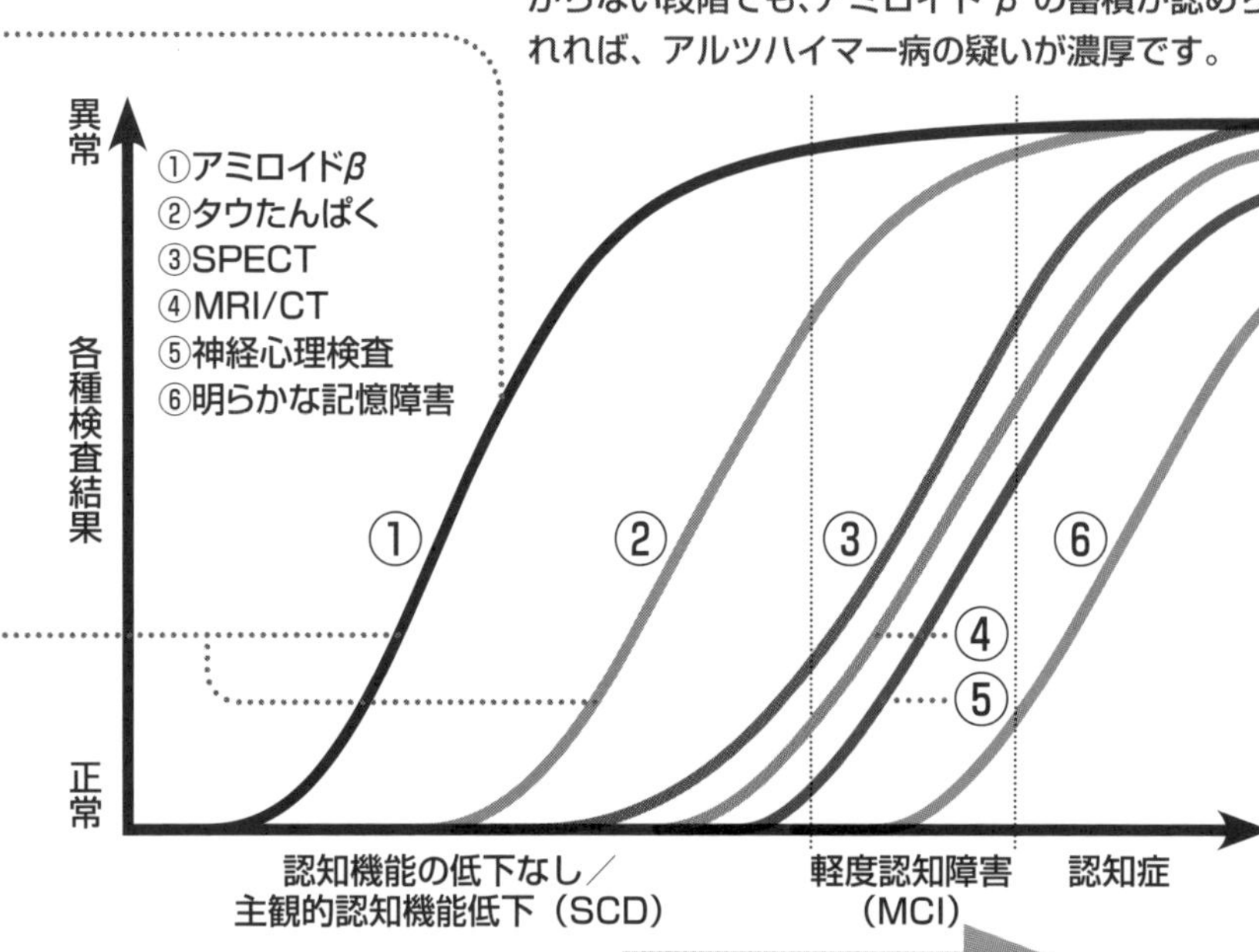

（Jack CR Jr. Lancet Neurology. 2010を参考に作成）

認知症に至る前に診断する有力な手がかり

アミロイドβのたまりぐあいを明らかにするアミロイドPET検査や脳脊髄液検査は、より早期の段階で診断をつける有力な手がかりとなります。認知機能の低下が進む前に原因を知っておきたい、認知症の発症を遅らせたいという場合には、こうした検査を受けるのも選択肢の一つです。

なお、アミロイドβの蓄積はレビー小体型認知症（→P34）でも認められやすいものです。また、蓄積がみられるからといって、全員がアルツハイマー病やレビー小体型の認知症を発症するとは限りませんが、その可能性が高いとはいえます。

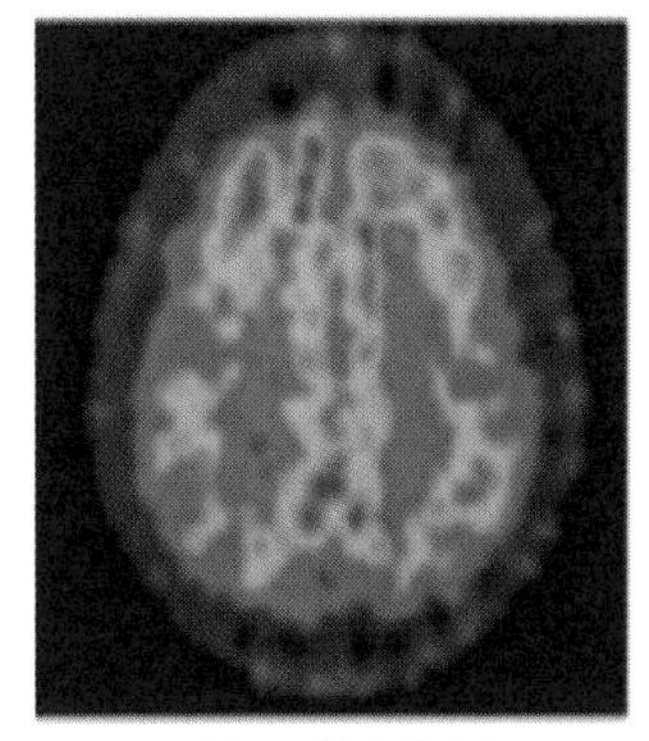

アミロイドβに取り込まれた薬剤が発するエネルギーをとらえて画像化。蓄積量が多いほど明るく見える

★検査を受ける際に体の負担は少ない
★保険適用外の検査法で、検査費用は全額自己負担となる
★実施施設が限られている

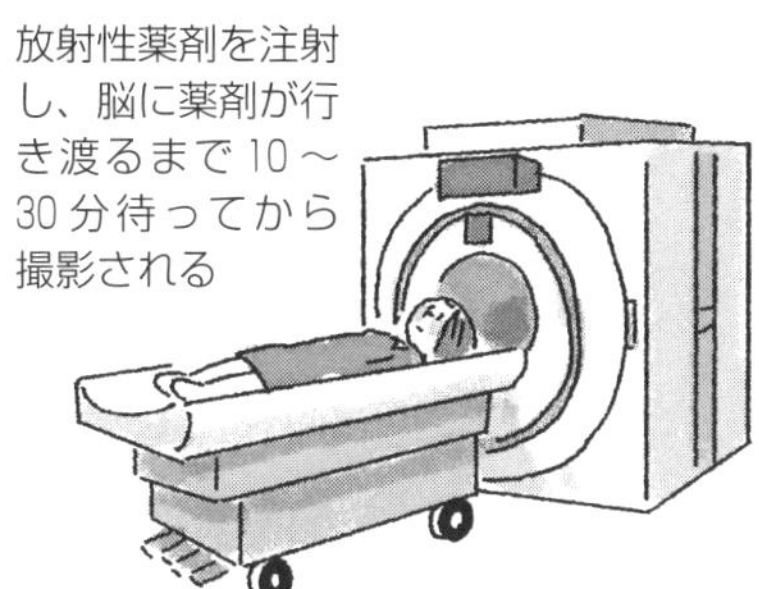

放射性薬剤を注射し、脳に薬剤が行き渡るまで10～30分待ってから撮影される

アミロイドPET検査

PET（Positron Emission Tomography：陽電子放出断層撮影）は、放射性薬剤を用いておこなう画像検査法です。アミロイドPETでは、アミロイドβに取り込まれる性質をもつ放射性薬剤を体内に投与し、特殊なカメラでとらえて画像化します。MRIなど通常の検査画像には映らないアミロイドβの沈着の程度を確かめることができます。

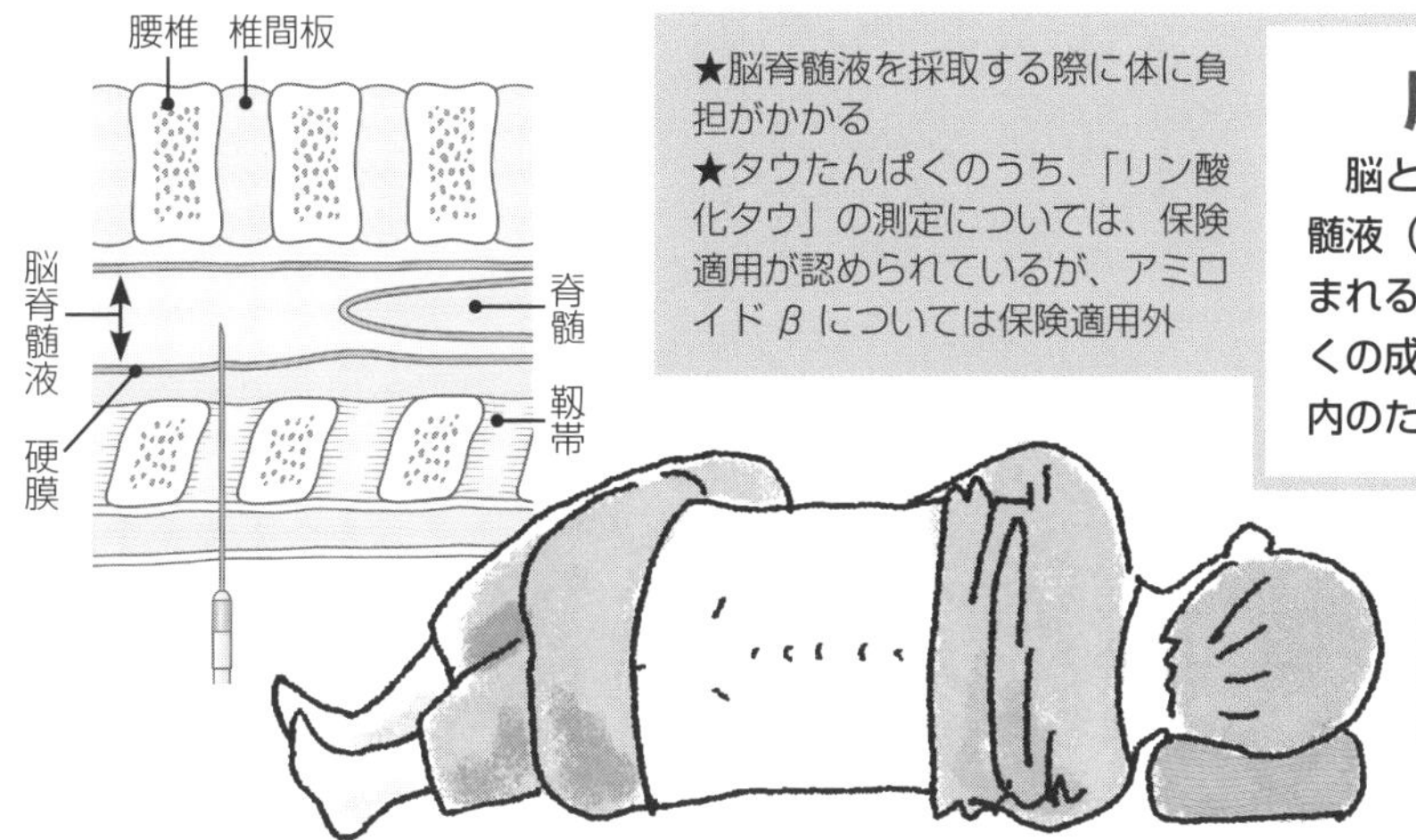

★脳脊髄液を採取する際に体に負担がかかる
★タウたんぱくのうち、「リン酸化タウ」の測定については、保険適用が認められているが、アミロイドβについては保険適用外

脳脊髄液検査

脳と脊髄のまわりを流れる脳脊髄液（髄液）を採取し、そこに含まれるアミロイドβやタウたんぱくの成分の量を調べることで、脳内のたまりぐあいを推測します。

腰椎と腰椎の間に針を刺し、脳脊髄液を採取する

▼脳内のアミロイドβの蓄積を調べる

直接検査
アミロイドPET検査

アミロイドβの蓄積が画像化で確認される

間接検査
脳脊髄液検査

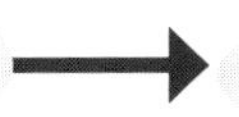

アミロイドβ量が少なく、タウたんぱく質量が多い

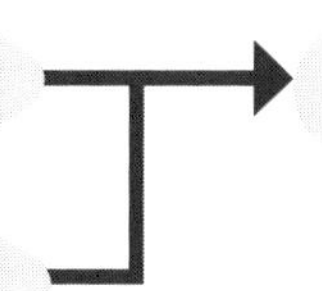

アルツハイマー病の可能性が高い

COLUMN

詳細な血液検査は必要か？

血液検査だけで早期診断はできない

血液には体の情報がたくさんつまっています。アルツハイマー病の診断時にも、必ず血液検査がおこなわれます。ただし、その目的は、アルツハイマー病以外に認知機能に影響を及ぼしている原因はないかを調べることです。

一部の医療機関では、アルツハイマー病の早期診断・早期治療を目的に、詳細な血液検査を実施しています。ただ、血液検査で得られるのは、あくまでも間接的な情報です。最も早い段階で現れるアミロイドβの脳内沈着の程度などを、直接確かめることはできません。アルツハイマー病や軽度認知障害（ＭＣＩ）の早期診断に用いるには信頼性が低く、保険適用は認められていません。

遺伝子検査を受けるなら血縁者への影響も考える

遺伝子検査については、16ページでもお話ししたように、たとえばＡＰＯＥ４遺伝子があるとわかったからといって、それだけでアルツハイマー病だとはいえません。逆に、ないとわかっても、だからアルツハイマー病ではない、今後もならないと断言はできません。

検査結果によっては、同じ遺伝子をもつ可能性のある血縁者の不安が高まることもあります。そうした点もあわせて、検査を受ける必要性があるかどうか、よく考えておくことが大切です。

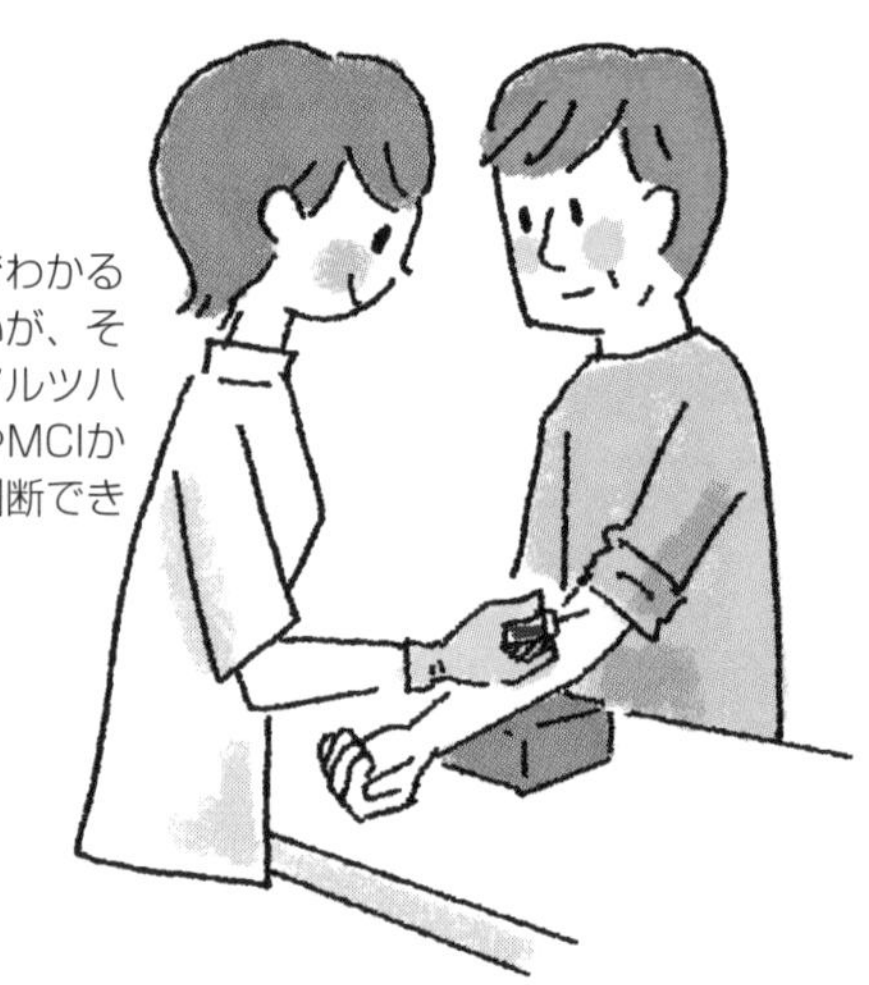

血液検査でわかることも多いが、それだけでアルツハイマー病やMCIかどうかは判断できない

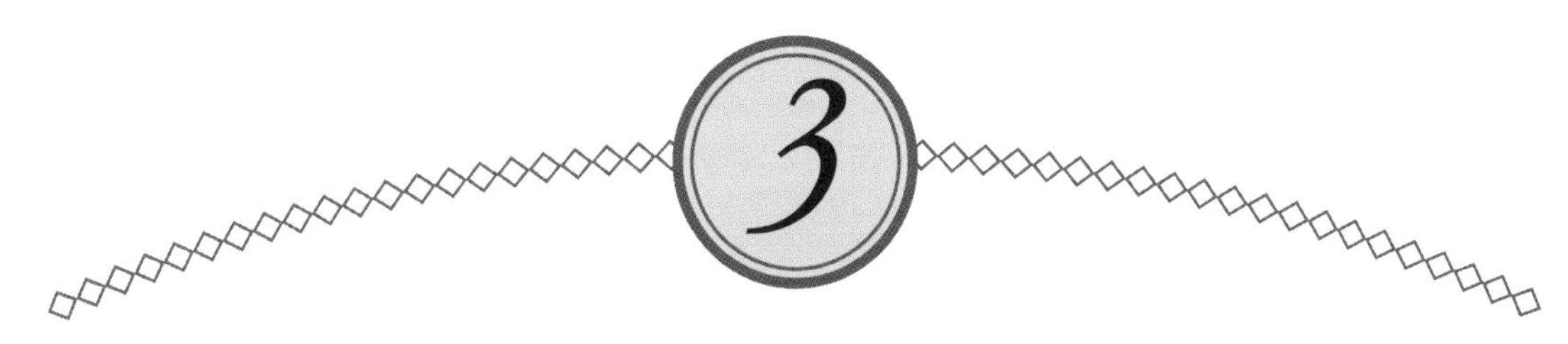

生活改善が進行を防ぐ鍵

アルツハイマー病の進行には、生活習慣が深くかかわっています。
認知機能の低下に結びつきやすいとわかっていることは改め、
低下を防ぐ可能性があることは積極的に取り入れていきましょう。
すでに認知症の段階であっても、その取り組みが
進行を遅らせることにつながる可能性があります。

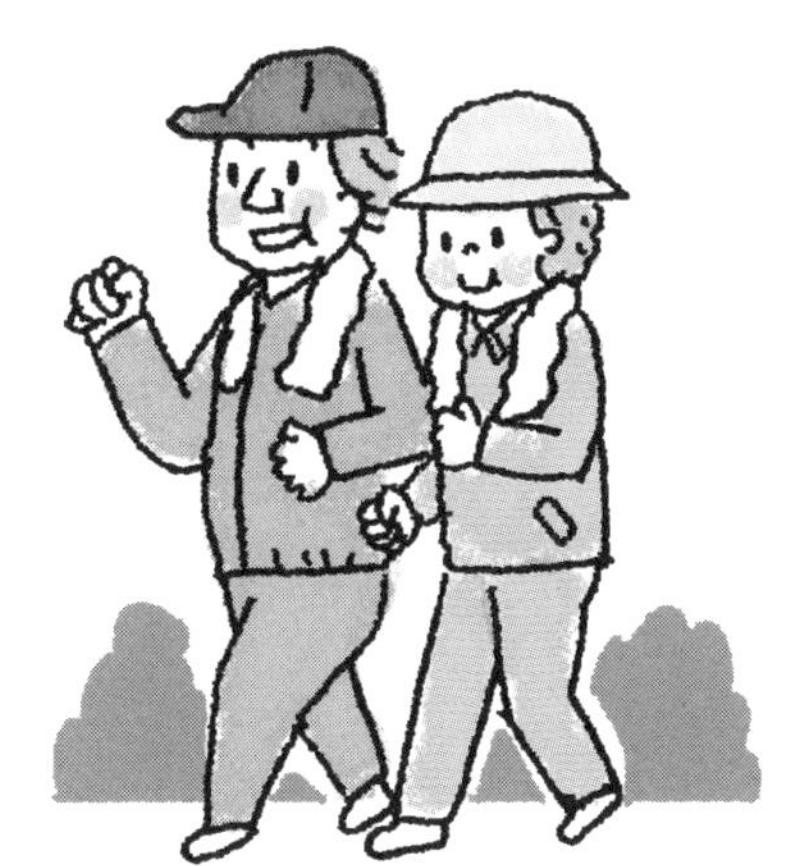

ケース例
Bさんと**Cさん**の場合②

今すぐ始められることはなんだろう?

1 「もの忘れがひどい」という症状は似ていても、原因が異なれば対応のしかたも、これからの見通しも変わってきます。Bさん、Cさんに示された治療方針も、当然、異なるものになりました。

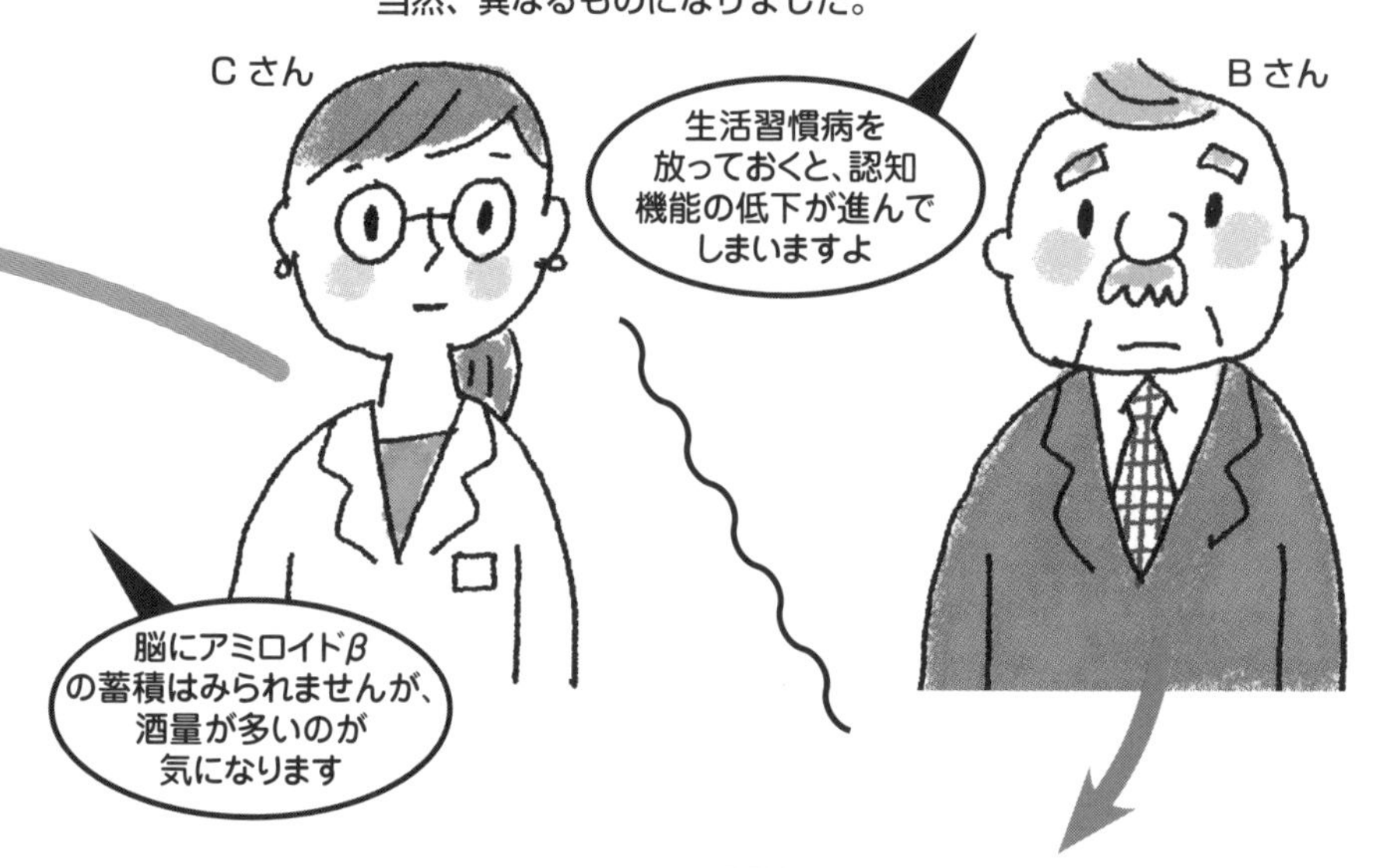

Cさん
Bさん
生活習慣病を放っておくと、認知機能の低下が進んでしまいますよ
脳にアミロイドβの蓄積はみられませんが、酒量が多いのが気になります

2 アルツハイマー病と判明したBさんの目標は、現在の認知機能をできるかぎり維持し、「アルツハイマー型認知症」への移行・進行を防ぐことです。

持病の糖尿病や高血圧などの管理を徹底し、生活改善に取り組むとともに、早めに認知症の治療薬を飲み始めることにしました。

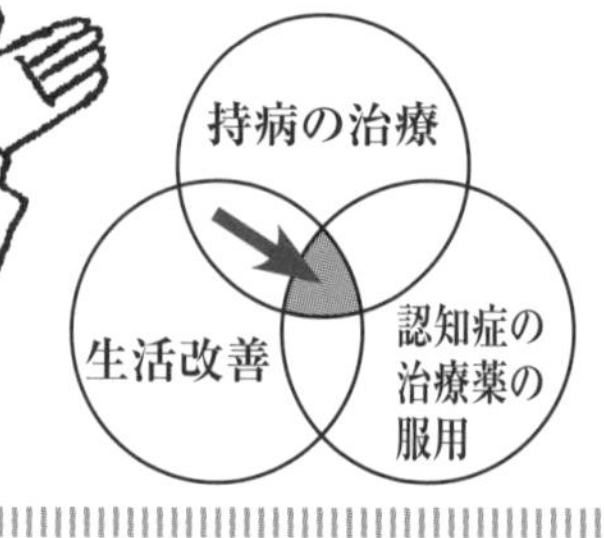

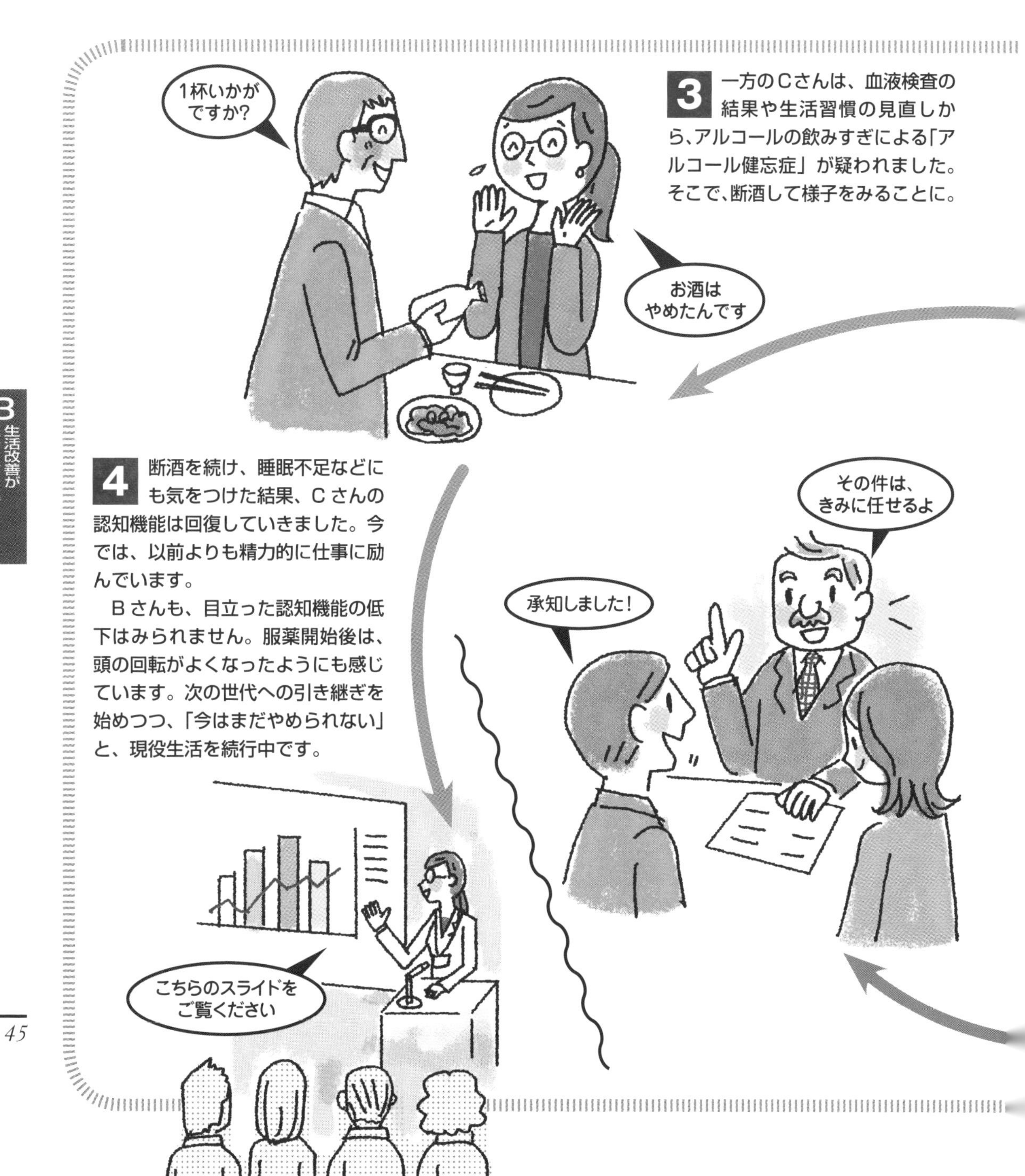
1杯いかが
ですか?
お酒は
やめたんです
その件は、
きみに任せるよ
承知しました!
こちらのスライドを
ご覧ください

3 一方のCさんは、血液検査の結果や生活習慣の見直しから、アルコールの飲みすぎによる「アルコール健忘症」が疑われました。そこで、断酒して様子をみることに。

4 断酒を続け、睡眠不足などにも気をつけた結果、Cさんの認知機能は回復していきました。今では、以前よりも精力的に仕事に励んでいます。

Bさんも、目立った認知機能の低下はみられません。服薬開始後は、頭の回転がよくなったようにも感じています。次の世代への引き継ぎを始めつつ、「今はまだやめられない」と、現役生活を続行中です。

取り組み方

まずは「改善すべき点」を明らかにしておこう

アルツハイマー病を根治させる方法がない現状では、認知機能の低下につながるおそれがあるリスク要因を、一つずつ減らしていくことが重要です。

「必要なこと」は一人ひとり違う

「生活改善が必要」といっても、なにをどう変えていけばよいかは、一人ひとり違います。まず改善すべき点を明らかにしたうえで、取り組み方を考えていきます。

リスク要因をチェック

健康診断の結果や、日頃の様子をふりかえり、自分（本人）のかかえているリスク要因を確認しておきましょう。

□① 糖尿病、あるいは糖尿病の疑いがある
□② 高血圧、あるいは血圧が高め
□③ 脂質異常症（高コレステロール血症など）がある
□④ 太りすぎ、やせすぎが気になる
□⑤ 耳が遠い、あるいは聞こえづらくなってきている
□⑥ 気分の落ち込み、意欲の低下が目立つ
□⑦ 体を動かすことが少なく、運動が不足している
□⑧ 夜眠れない、昼間の眠気が強いなど、睡眠の悩みをかかえている
□⑨ 人づきあいがほとんどない
□⑩ お酒をよく飲む
□⑪ 喫煙の習慣がある

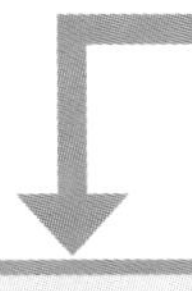

医療的な対応

リスクの内容によっては、正確な診断を受けたうえで、治療を受ける必要があります。

□①、②、③にチェックがついた
→内科を受診する
□⑤にチェックがついた
→耳鼻科を受診する
□⑥にチェックがついた
→精神科を受診する
□⑧にチェックがついた
→睡眠外来受診を検討
□⑪にチェックがついた
→禁煙外来受診を検討

▼食生活の改善はここがポイント!

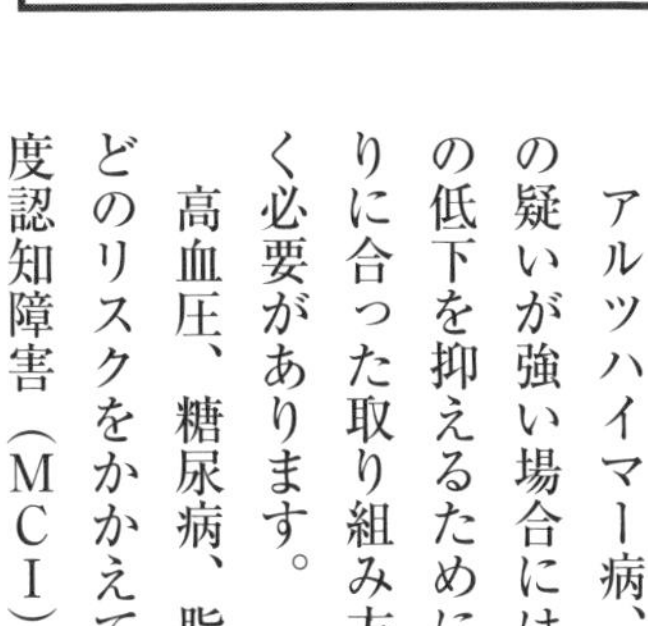

- 野菜と果物は1日に400g以上（野菜を多く!）
- 肉の脂身は少なめに
- 食塩の摂取量を1日5g未満にするのが理想的
- ビタミンB、E、多価不飽和脂肪酸、マルチビタミンのサプリメントは、認知症予防という観点からはすすめられない

（WHOの指針より抜粋）

生活改善のポイント

気になる点があれば、放置せずに1つずつ解決していきましょう。

□食事の量・内容・食事をとる時間などに問題がある。もしくは①、②、③、④にチェックがついた
→栄養士の指導を受ける。または自分で改善を心がける

□①、②、③、④、⑦にチェックがついた
→運動を心がける。スポーツジムや介護予防教室などの利用も検討する（→P58）

□⑧にチェックがついた
→睡眠薬の使用を検討（→P62）

□⑥、⑨にチェックがついた
→社会交流の場を増やす（→P64）

□⑩にチェックがついた
→断酒、減酒を検討（→P66）

□⑪にチェックがついた
→禁煙を心がける（→P67）

リスク要因を減らすことで進行を遅らせる

アルツハイマー病、あるいはその疑いが強い場合には、認知機能の低下を抑えるために、一人ひとりに合った取り組み方を考えていく必要があります。

高血圧、糖尿病、脂質異常症などのリスクをかかえていても、軽度認知障害（ＭＣＩ）の時期からきちんと治療を受けていれば、まったく治療しない場合より、アルツハイマー型認知症に移行する確率が低くなることが確かめられています。

また、アルツハイマー型認知症と診断されている人でも、高血圧、糖尿病、脂質異常症のすべてを治療した場合には、認知機能低下の速度が遅くなるとも報告されています。

とくに生活習慣病などはなくても、「認知機能の低下が気になる」という人は、生活のなかになにかしら改善したほうがよい点はあるものです。非の打ちどころのない生活スタイルであるなら、それを維持することが大切です。

糖尿病

高すぎず低すぎず適切に血糖コントロール

血糖値が高すぎる状態が続く糖尿病は、放置すれば血管を傷めやすくなります。血管性認知症につながりやすいのは当然ですが、アルツハイマー病とも関連しています。

スタートはインスリンの効きが悪くなること

アルツハイマー病との関連でいえば、血糖そのものより、インスリンというホルモンの効きが悪くなる「インスリン抵抗性」に問題が潜んでいます。

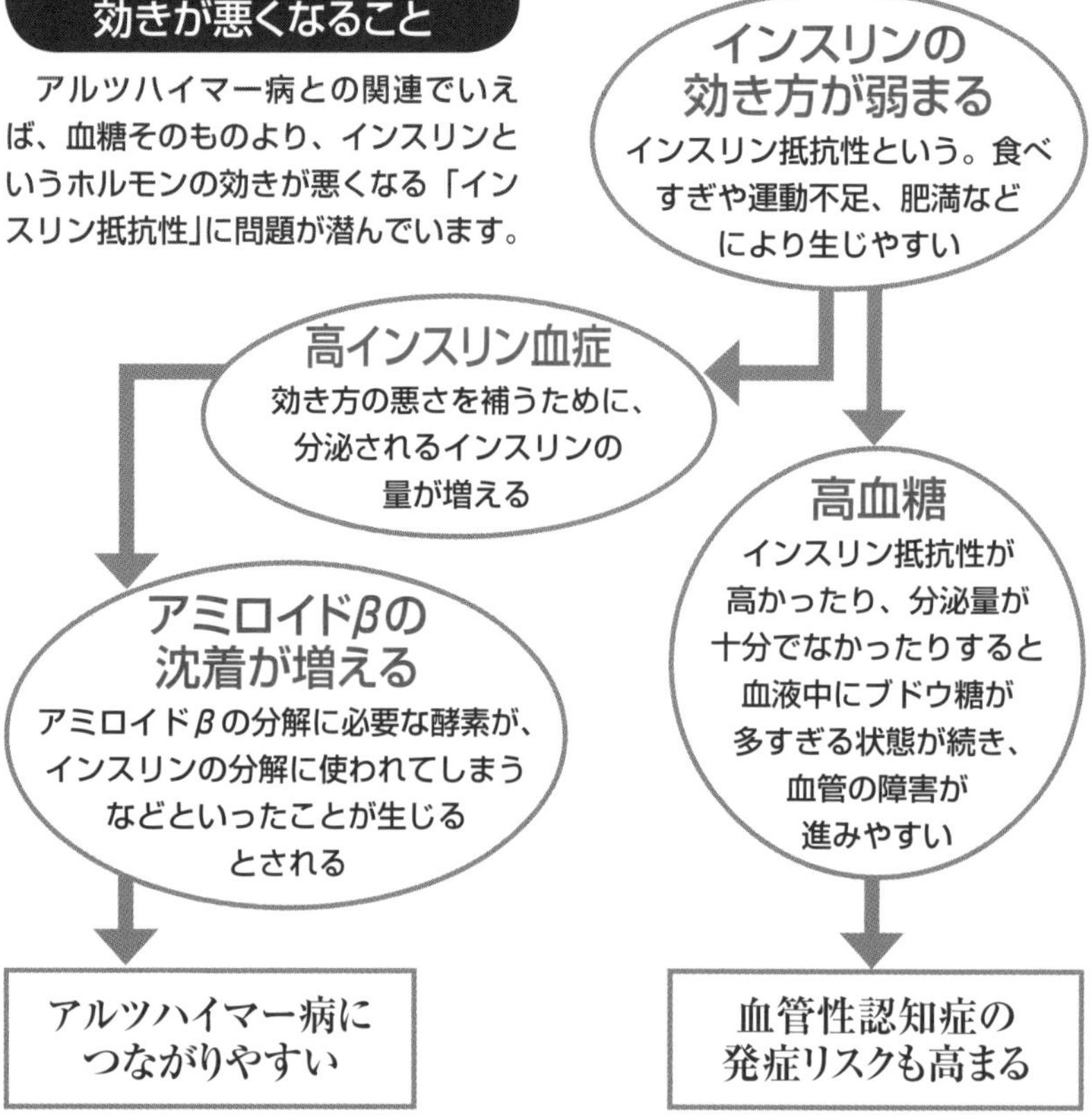

インスリンの効き方が弱まる
インスリン抵抗性という。食べすぎや運動不足、肥満などにより生じやすい

高インスリン血症
効き方の悪さを補うために、分泌されるインスリンの量が増える

アミロイドβの沈着が増える
アミロイドβの分解に必要な酵素が、インスリンの分解に使われてしまうなどといったことが生じるとされる

→ アルツハイマー病につながりやすい

高血糖
インスリン抵抗性が高かったり、分泌量が十分でなかったりすると血液中にブドウ糖が多すぎる状態が続き、血管の障害が進みやすい

→ 血管性認知症の発症リスクも高まる

糖尿病の放置は脳の障害を進めやすい

エネルギー源となる血液中のブドウ糖を組織に取り込む際は、膵臓から分泌されるホルモン、インスリンの働きが必要です。糖尿病の多くは、インスリンが十分に分泌されなかったり、効き方が悪くなったりすることで生じます。

インスリンの効き方が悪い状態が続くと、糖尿病だけでなくアルツハイマー病の病変もできやすくなります。糖尿病を放置していれば、脳血管障害などの合併症を起こしやすくなります。アルツハイマー病と血管性認知症が合併し、脳の障害がさらに進むおそれもあります。血糖を適正な範囲にコントロールしていきましょう。

血糖コントロールのポイント

インスリン抵抗性を改善し、良好な血糖コントロールをはかるには、生活改善が重要です。それだけで十分にコントロールできなければ、薬物療法をおこないます。

食事

食べれば血糖値は上がります。まずは食べすぎを控えましょう。血糖値を急上昇させる甘いものは控えめに。

運動

体を動かすと、筋肉が血糖を取り込みやすくなります。インスリン抵抗性を高める肥満の解消にも有効です。

薬

主治医の指示にしたがい、正しく使用することが重要です。

低血糖に注意

血糖値が下がりすぎる「低血糖」の状態も、認知機能の低下につながります。インスリン製剤などを使っている人は要注意。めまい、ふらつきなどが生じたら、すぐにブドウ糖などを口にして糖分を補います。

▼血糖コントロールの目標値（高齢者の場合）

過去１～２ヵ月間の平均的な血糖値を反映するHbA1c（ヘモグロビンエーワンシー）の値を指標とします（単位は％）。

<table>
<tr><th colspan="2"></th><th colspan="2">認知機能正常</th><th>軽度認知機能障害（MCI）～軽度認知症</th><th>中等度以上の認知症</th></tr>
<tr><td rowspan="3">薬物療法</td><td>なし</td><td colspan="2">7.0 未満</td><td>7.0 未満</td><td>8.0 未満</td></tr>
<tr><td rowspan="2">あり※</td><td>65～75歳未満</td><td>75歳以上</td><td rowspan="2">8.0 未満（下限 7.0）</td><td rowspan="2">8.5 未満（下限 7.5）</td></tr>
<tr><td>7.5 未満（下限 6.5）</td><td>8.0 未満（下限 7.0）</td></tr>
</table>

※インスリンの分泌量を増やす薬や、インスリンそのものを補う製剤など、低血糖を起こしやすいもの

（日本神経学会「認知症疾患診療ガイドライン 2017」をもとに作成）

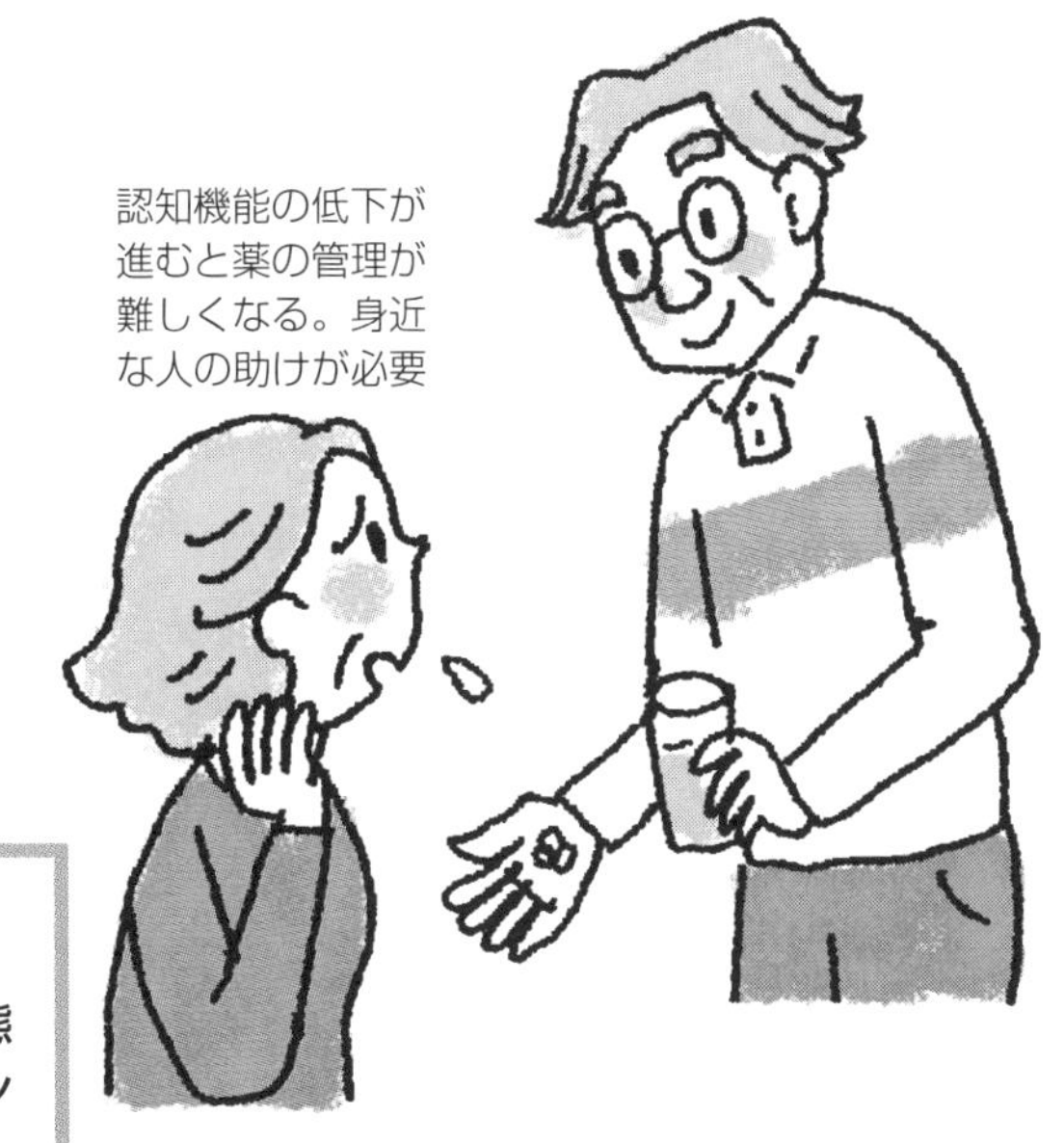
認知機能の低下が進むと薬の管理が難しくなる。身近な人の助けが必要

高血圧

血圧の測定を毎日の習慣にしよう

血圧が高い状態を放置していることで認知機能の低下が進みやすくなることは、数々の研究結果から明らかにされています。血圧を適正範囲にコントロールしていきましょう。

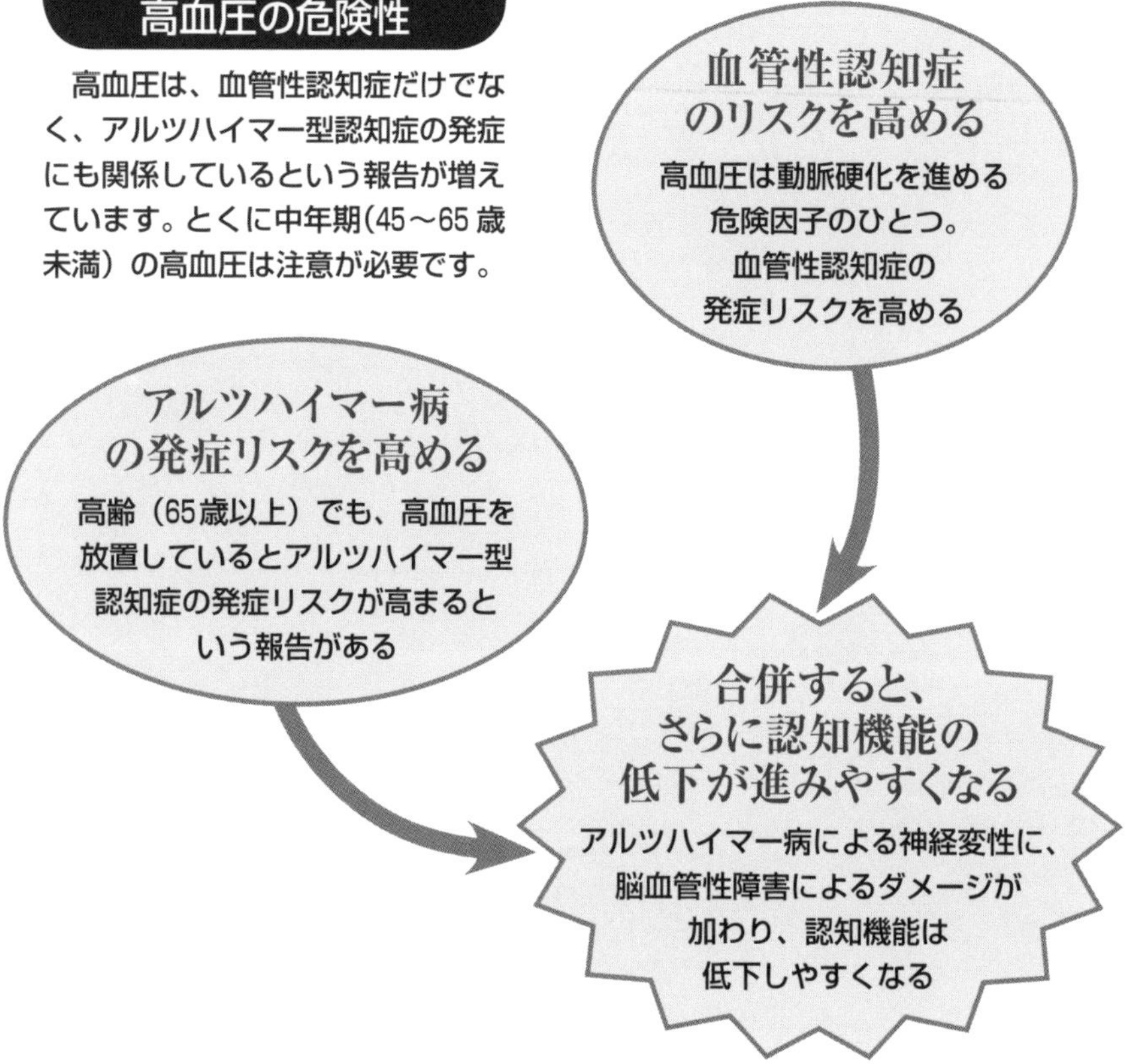

血圧は高すぎても低すぎても問題

中年期に高血圧を放置していると、高齢になってから認知症を発症するリスクが高まることが知られています。一次予防、二次予防（→P20）のための取り組みの一つとして、血圧のコントロールは重要です。

ただ注意したいのは、血圧は低いほどよいわけではないことです。高齢者の場合、血圧を下げすぎるとむしろ認知機能が低下したり、ふらつきなどによるケガが増えたりするおそれがあります。高齢であったり認知機能の低下が進んでいたりする場合は、生活改善を主体に管理し、降圧薬の使い方を見直したほうがよいこともあります。

明らかになってきた高血圧の危険性

高血圧は、血管性認知症だけでなく、アルツハイマー型認知症の発症にも関係しているという報告が増えています。とくに中年期（45～65歳未満）の高血圧は注意が必要です。

血管性認知症のリスクを高める

高血圧は動脈硬化を進める危険因子のひとつ。血管性認知症の発症リスクを高める

アルツハイマー病の発症リスクを高める

高齢（65歳以上）でも、高血圧を放置しているとアルツハイマー型認知症の発症リスクが高まるという報告がある

合併すると、さらに認知機能の低下が進みやすくなる

アルツハイマー病による神経変性に、脳血管性障害によるダメージが加わり、認知機能は低下しやすくなる

血圧コントロールのポイント

生活習慣の改善が基本ですが、それだけでコントロールできなければ、降圧薬を使用します。ただし血圧が下がりすぎるのも問題です。医師に相談しながら、適切なコントロールを続けていきましょう。

▼降圧目標

血圧は2つの数値で示されます。心臓がぎゅっと縮んで血液を送り出すときに血管にかかる圧（収縮期血圧：数値が高いほう）は、加齢とともに高くなる傾向があります。認知機能への影響だけを考えるなら、年齢に応じて血圧の適正範囲は少し変わります。

年齢	降圧目標
75歳未満	130／80mmHg未満 （家庭での測定で 125／75mmHg 未満）
75歳以上	140／90mmHg未満 （家庭での測定で 135／85mmHg 未満）

（日本高血圧学会「高血圧治療ガイドライン 2019（JSH2019）」による）

生活改善

適正体重の維持、
塩分控えめの健康的な食事、
運動を十分におこなうことなど、
生活全般の見直しを進め
ましょう。

降圧薬を使用する

生活改善だけで
血圧が下がらなければ、
降圧薬の処方を受け、
毎日服用します。

家庭での測定値を記録

起床後と就寝前、
毎日、同じ時間に計測し、
記録しておきましょう。

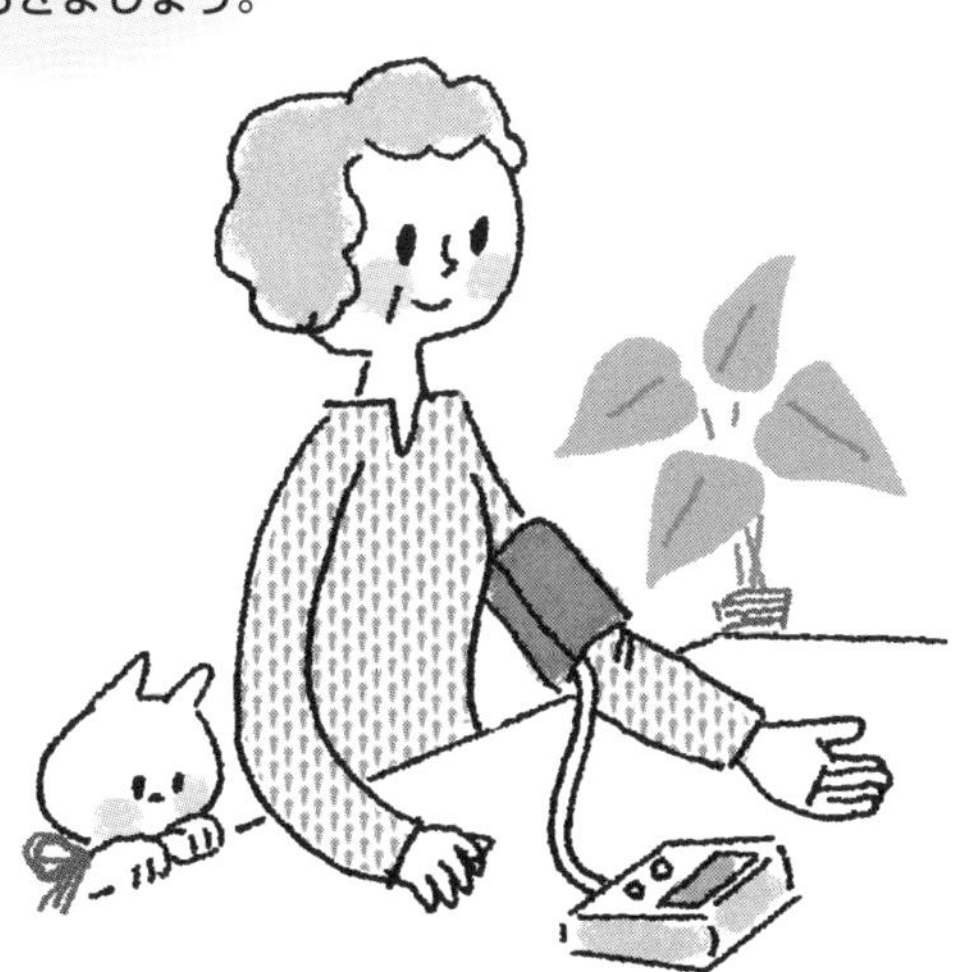

高齢になると起こりやすいこと

医療機関で測定した数値をもとに降圧薬の処方を受けていると、ふだんは血圧が下がりすぎてしまうことも。医師に家庭での計測値を伝え、それをもとに薬の調整をしてもらいましょう。

- 収縮期高血圧の高まり
- 血圧が安定しにくく、日内変動が大きい
- 医療機関で計測すると、家庭で測るより数値が高くなる（白衣性高血圧）
- 夜間に血圧が下がりにくくなる
- 早朝に血圧が高まりやすくなる
- 急に立ち上がったときに血圧の調節がうまくいかず、脳への血流量が減ってふらついたり（起立性低血圧）、食後、血圧が低くなりすぎたりする（食後低血圧）

脂質異常症

動脈硬化が進むとアルツハイマー病も進みやすい

脂質異常症、とくにコレステロール値が高い中年世代の人は要注意。アルツハイマー型認知症の発症リスクが高まります。きちんとコントロールしていきましょう。

「流れの悪化」が問題になる

脂質異常症は、動脈硬化を進める大きな要因のひとつ。動脈硬化が進むことで起こりやすくなる血液循環の悪化や脳内の血流不足は、アルツハイマー病の進行を早めるおそれがあります。

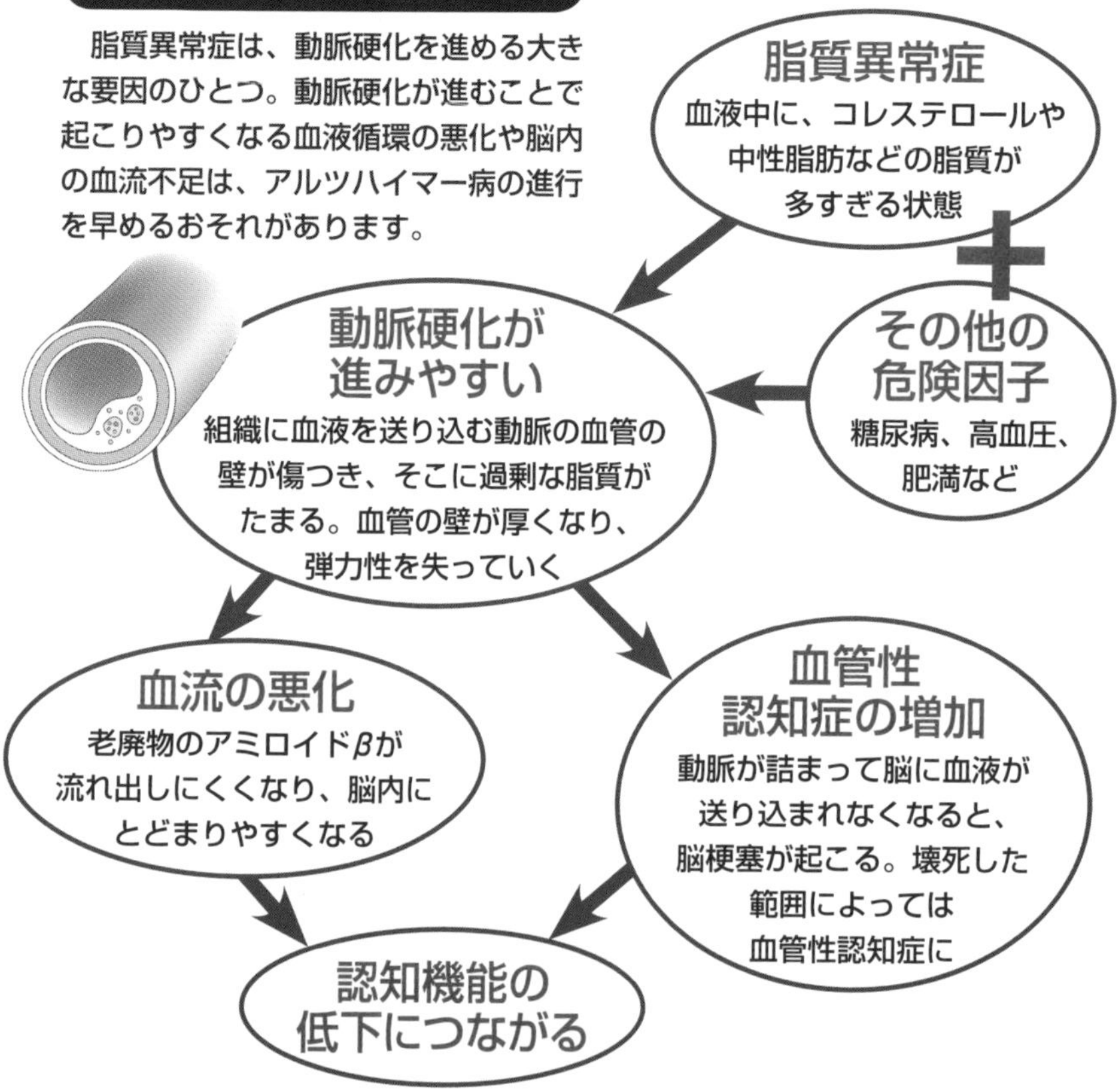

脂質異常症
血液中に、コレステロールや中性脂肪などの脂質が多すぎる状態

＋

その他の危険因子
糖尿病、高血圧、肥満など

動脈硬化が進みやすい
組織に血液を送り込む動脈の血管の壁が傷つき、そこに過剰な脂質がたまる。血管の壁が厚くなり、弾力性を失っていく

血流の悪化
老廃物のアミロイドβが流れ出しにくくなり、脳内にとどまりやすくなる

血管性認知症の増加
動脈が詰まって脳に血液が送り込まれなくなると、脳梗塞が起こる。壊死した範囲によっては血管性認知症に

認知機能の低下につながる

中年世代と高齢者で対応の方針は少し違う

脂質異常症、とくに四〇～六〇代の中年期に高コレステロール血症を放置していると、アルツハイマー型認知症になりやすいことがわかっています。「コレステロール値は少々高めでも問題ない」などと誤解している人も多いようですが、中年世代であれば、治療薬を使用するなどしてきちんと管理していくことが必要です。認知機能の低下が気になり始めた状態からでも遅くはありません。

一方で、高齢になってから厳格な脂質管理を始めても、認知機能の低下を防ぐことにはつながりにくいとされています。全身の状態をみながら対応を考えていきます。

血中脂質コントロールのポイント

ほかの生活習慣病と同様に、生活改善を基本に、必要に応じて薬物療法をおこなっていきます。

生活習慣の見直し

遺伝的な要因で起こる家族性の脂質異常症はまれ。ほとんどの人は、改善すべき生活習慣をかかえています。肥満を解消する、運動量を増やす、禁煙するなど、生活全般の見直し・改善をはかります。

▼脂質異常症の診断基準

コレステロールにはさまざまな種類があります。「高コレステロール血症」は、HDL 以外のコレステロールが多い状態を指します。

LDLコレステロール	140mg/dL以上	高LDLコレステロール血症
HDLコレステロール	40mg/dL未満	低HDLコレステロール血症
トリグリセライド(中性脂肪)	150mg/dL以上	高トリグリセライド血症
non-HDLコレステロール※	170mg/dL以上	高non-HDLコレステロール血症

※総コレステロールーHDL コレステロール
(上記の数値は日本動脈硬化学会「動脈硬化性疾患予防ガイドライン 2017 年版」による。施設によっては異なる基準値を用いることもある)

必要に応じて服薬する

最もよく使われるのが「スタチン」という種類の薬で、LDLコレステロール値を効率よく低下させます。スタチンを使うことで、軽度認知障害からアルツハイマー型認知症に移行するリスクを減らせるともいわれています。

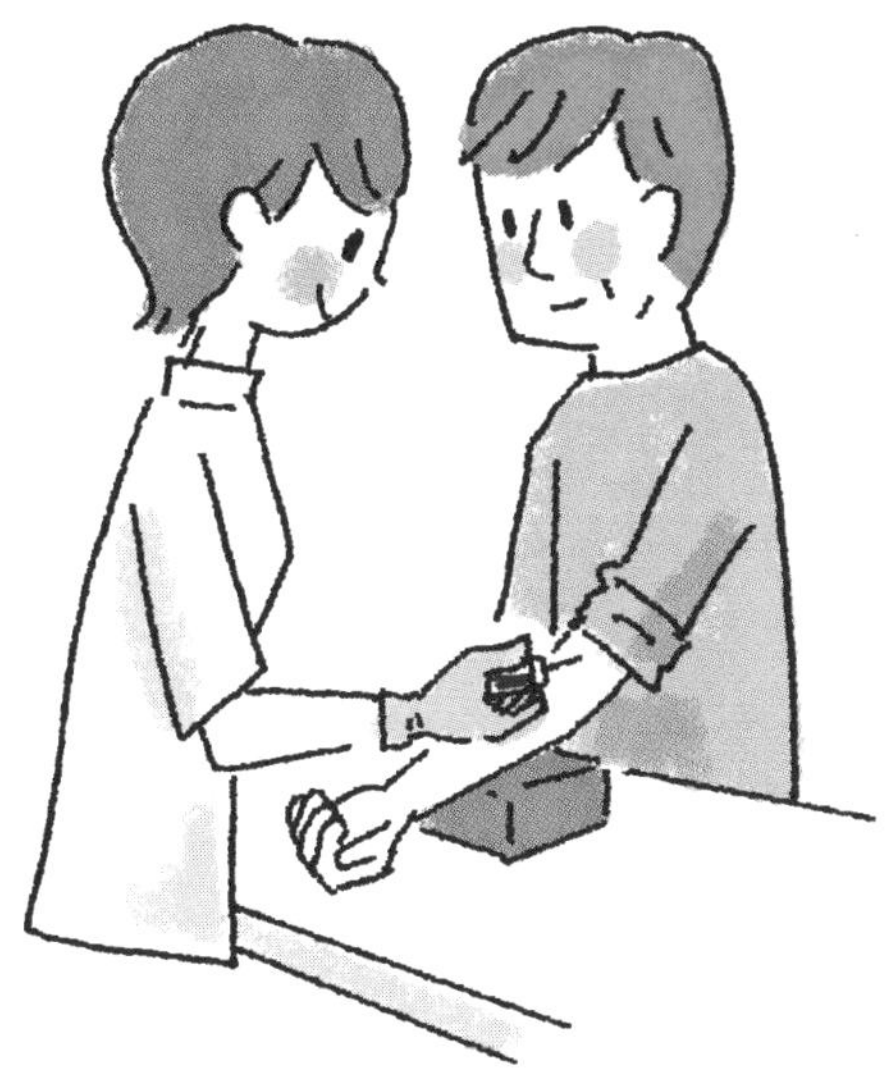

脂質異常症自体は、まったく自覚症状がない。定期的に血液検査をおこない、数値の変化を確認しながら適切な範囲にコントロールしていく

治療目標は一律には決められない

脂質異常症の診断基準と、治療目標は必ずしも一致しません。

高血圧、糖尿病もあるなど、脂質異常症以外にも動脈硬化の危険因子を多くかかえている人や、脳梗塞や心筋梗塞などを起こしたことがある人などは、より厳密にコントロールしていく必要があります。

食事・運動を見直してほどほどの体重を目指す

肥満は認知機能の低下をまねく一因です。けれど、「やせているほうがよい」というわけでもありません。体重を適正範囲に保つことが大切です。

BMI20～25を目標に

太りすぎ、あるいはやせすぎかどうかは、身長と体重から算出するBMI（ボディ・マス・インデックス：体格指数）という指標を用いて判断するのが一般的です。

▼BMIの求め方

●現在のBMI＝
体重(kg)÷身長(m)÷身長(m)

●目標とする体重(kg)＝
身長(m)×身長(m)×20～25

BMI 20未満（低体重）	BMI 20～25未満	BMI 25～30未満（過体重）	BMI 30以上（肥満）

やせぎみ・やせすぎ
栄養状態が十分とはいえない可能性がある。認知機能の低下が進むおそれも

「ほどほど」がいい
認知機能を保つためにも、全身の健康を守るためにも、「ほどほど」を目指そう

太りすぎ
中年期（45～65歳未満）なら減量を。高齢の場合、体重が増えたほうが、むしろ認知機能の低下は抑えられるという報告が多い。ただ、全身の健康を保つためには、ほどほどのコントロールがすすめられる

「中年太り」と「高齢者のやせ」に注意

肥満とアルツハイマー病との直接的な関連ははっきりしませんが、中年期の肥満・過体重が認知症発症のリスクを高めることは明らかです。「中年太り」は解消し、適正な体重にコントロールしていくことがすすめられます。

体重コントロールは正攻法で

体重管理のための特効薬はありません。食生活と運動習慣を見直し、改善するのが鉄則です。

食生活を見直す

体重を増やす大きな原因は体脂肪の増加です。一方、高齢者では、筋肉や骨の量が減少するためにやせていく例が多くみられます。

食べ方

食事をとる時間は一定に。だらだらと食べ続けないようにします。

食べる量

太りすぎなら間食や飲酒を控え、主食はこれまでの半分くらいに減らしてみましょう。むやみに食べる量を減らせば、健康な体を維持する材料も減ってしまいます。一度に食べられる量が少なくやせていくようなら、間食にヨーグルトや果物などをとるようにします。

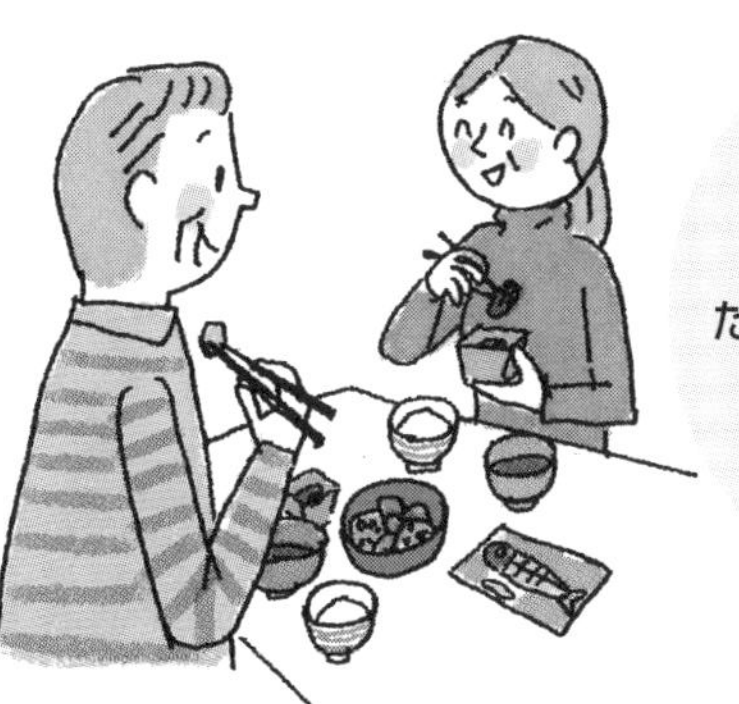

食事は1日3食しっかりとるようにする

バランス

やせすぎの人は、肉や魚などのたんぱく質をしっかりとるなど、食事の内容を見直していきます。

運動を増やす

減量のためだけでなく、ほどほどの体重を維持するためにも、体を動かすこと、座ったままの時間を減らすことを心がけましょう。

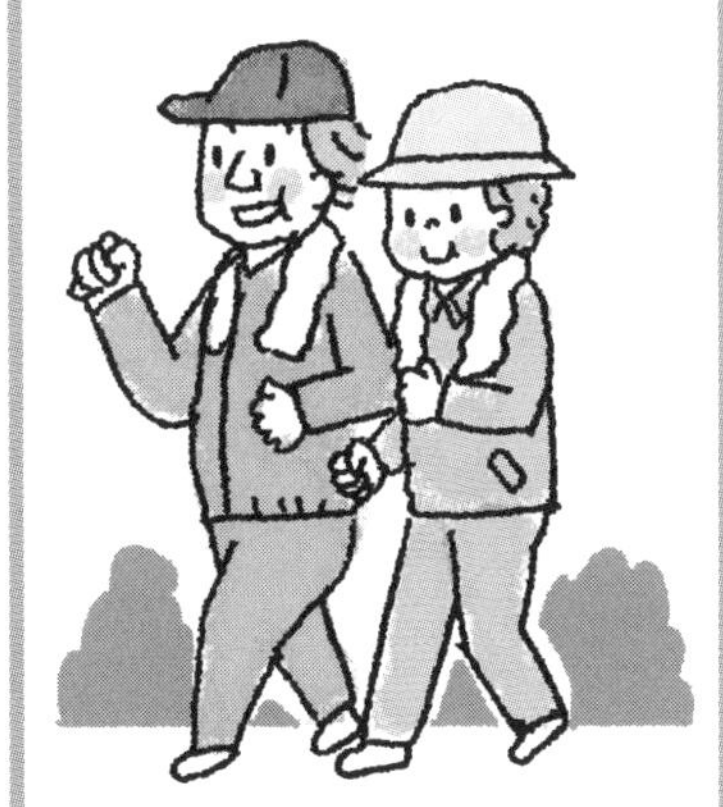

筋肉の量を減らさないためにも運動が大切

一方、高齢者の場合は、やせすぎのほうが問題とも指摘されています。アルツハイマー病では、明らかな認知機能の低下が起こり始める数年前からやせてきたという人が多いのです。高齢になってからは、むしろ太めのほうが認知症を発症するリスクが減るとも報告されています。

難聴

聞こえの悪化は放置せず、補聴器を使い始める

加齢の影響で耳が遠くなることを加齢性難聴といいます。「年をとったのだからしかたがない」と放置しがちですが、聞こえの悪化は認知機能の低下を進めるおそれがあります。

徐々に進む加齢性難聴

音が聞こえるのは、耳の奥にある蝸牛（かぎゅう）という器官がとらえた振動が電気信号に変換され、神経を通って脳に伝わるから。蝸牛や神経の老化は 30 ～ 40 代から始まり、ゆっくりと進んでいきます。これが加齢性難聴です。

聴神経
蝸牛

蝸牛や聴神経の老化

蝸牛内部の有毛細胞が抜け落ちたり、聴神経の働きが悪くなったりする。有毛細胞や聴神経を養う血管の老化も影響する

騒音による傷つき

大音響や激しい騒音は有毛細胞を傷つける。入り口に近いところにある有毛細胞はつねに振動にさらされるため、傷つきやすい

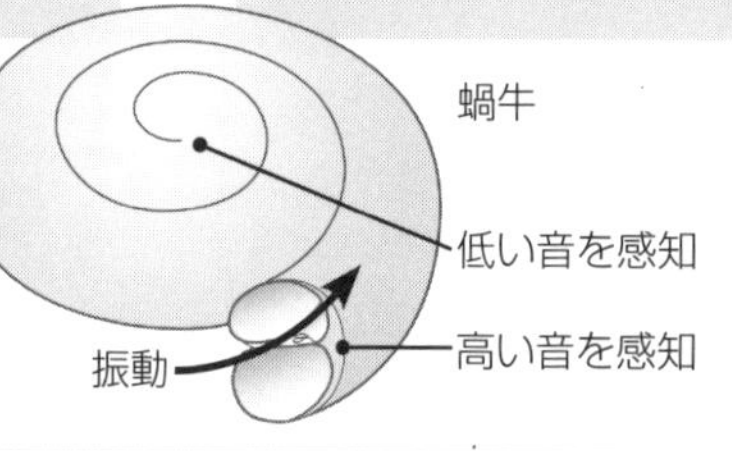

蝸牛の内部にびっしりと並ぶ有毛細胞が、振動を感知し、電気信号に変換している

聞こえづらさ（加齢性難聴）

失われた有毛細胞は再生されない。高音が聞き取りにくくなる

人とのかかわりの減少

周囲の人の話が聞き取れず疎外感を感じる、何度も聞き返すなど、相手に負担をかけるのがいや、などといったことから、人づきあいそのものを避けるようになりがち

▼要注意サイン

徐々に進む加齢性難聴は、自分では聞こえの悪化に気づきにくいこともあります。

□会話のなかで聞きまちがいが多くなった
□後ろから呼ばれると気づかないことが多い
□大勢の人がいるところで、言葉がよく聞き取れない
□電子レンジや体温計などの電子音が聞こえにくい
□家族にテレビやラジオの音量が大きいと言われる

早めの対応が必要

加齢性難聴であれば、適切な補聴器を使うことで聞こえの状態は改善されます。しかし、なれるまでには練習も必要です。認知機能の低下が進んでからでは使いにくいことも。早めに対応していきましょう。

耳鼻咽喉科で……

難聴の原因を確認

加齢性難聴は、通常、左右両耳とも聞こえが悪くなっていきます。加齢以外の原因で難聴が生じていないか、確認しておきましょう。

専門家のもとで……

補聴器を選ぶ

加齢性難聴であれば、「補聴器相談医」の資格をもつ耳鼻咽喉科医に相談を。自分の聴力に適した補聴器を選んでもらい、補聴器の専門店で購入します。

ふだんの生活の中で……

補聴器を使用する

使い始めから長時間装着したほうが、不快感を克服しやすいことがわかってきています。補聴器相談医の指導を受けながら、慣らしていきます。

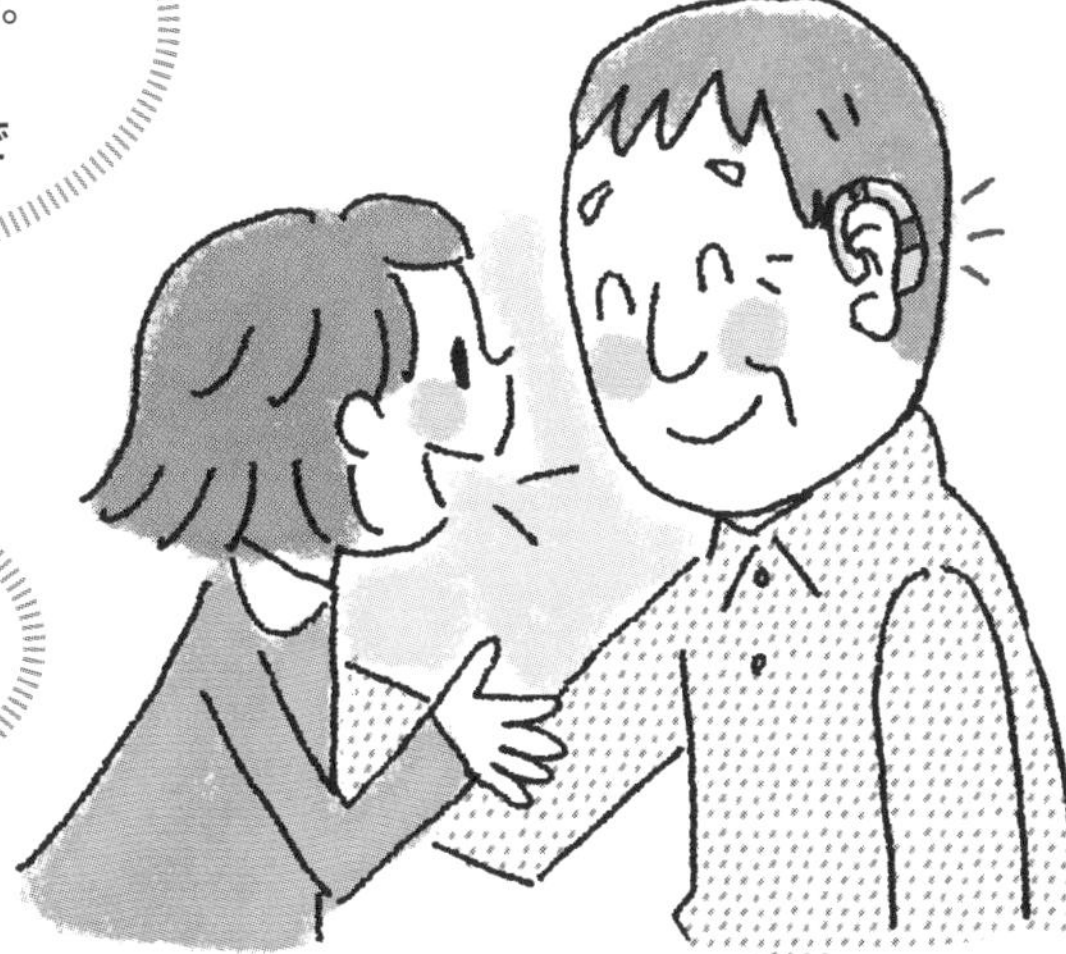

最近は耳掛け型を選ぶ人が多い。細かな調整は専門店の技術者に相談を

補聴器を使って聞こえの改善を目指す

難聴は、認知症の発症リスクを高める危険因子の一つです。個人差はありますが、年齢が高くなるにつれ、聞こえが悪化していく傾向がみられます。イヤホンやヘッドホンを使って大音量の音楽を聴く、仕事や生活の場の騒音が大きいなど、「耳」を傷つけやすい環境で過ごしてきた場合はなおさらです。

今は、補聴器の改良も進み、使いやすい機器がたくさんあります。認知機能の低下を進めないために、聞こえの改善を目指しましょう。

認知症のリスクが増大する

孤立感が増しやすいうえ、音の刺激による脳機能の活性化が起こりにくくなる

運動不足

「汗をかく程度の運動を週三回」が一つの目安

適度な運動は、認知機能の低下を予防するために欠かせない取り組みの一つです。すでにアルツハイマー型認知症を発症している場合にも、認知機能の改善がみられるという報告もあります。

早い時期からの取り組みが必要

運動には、認知機能の低下を防ぐ効果があります。認知症の発症・進行に結びつきやすい生活習慣病の改善のためにも、運動は欠かすことができません。

いつから始めてもそれなりの効果は期待できますが、よい状態を維持するには、できるだけ早い段階から、取り組むようにするとよいでしょう。

体の衰えは脳の衰えにつながりやすい

運動不足は体の衰えを進めます。体の衰えを感じても、そのままにしておくのは危険です。

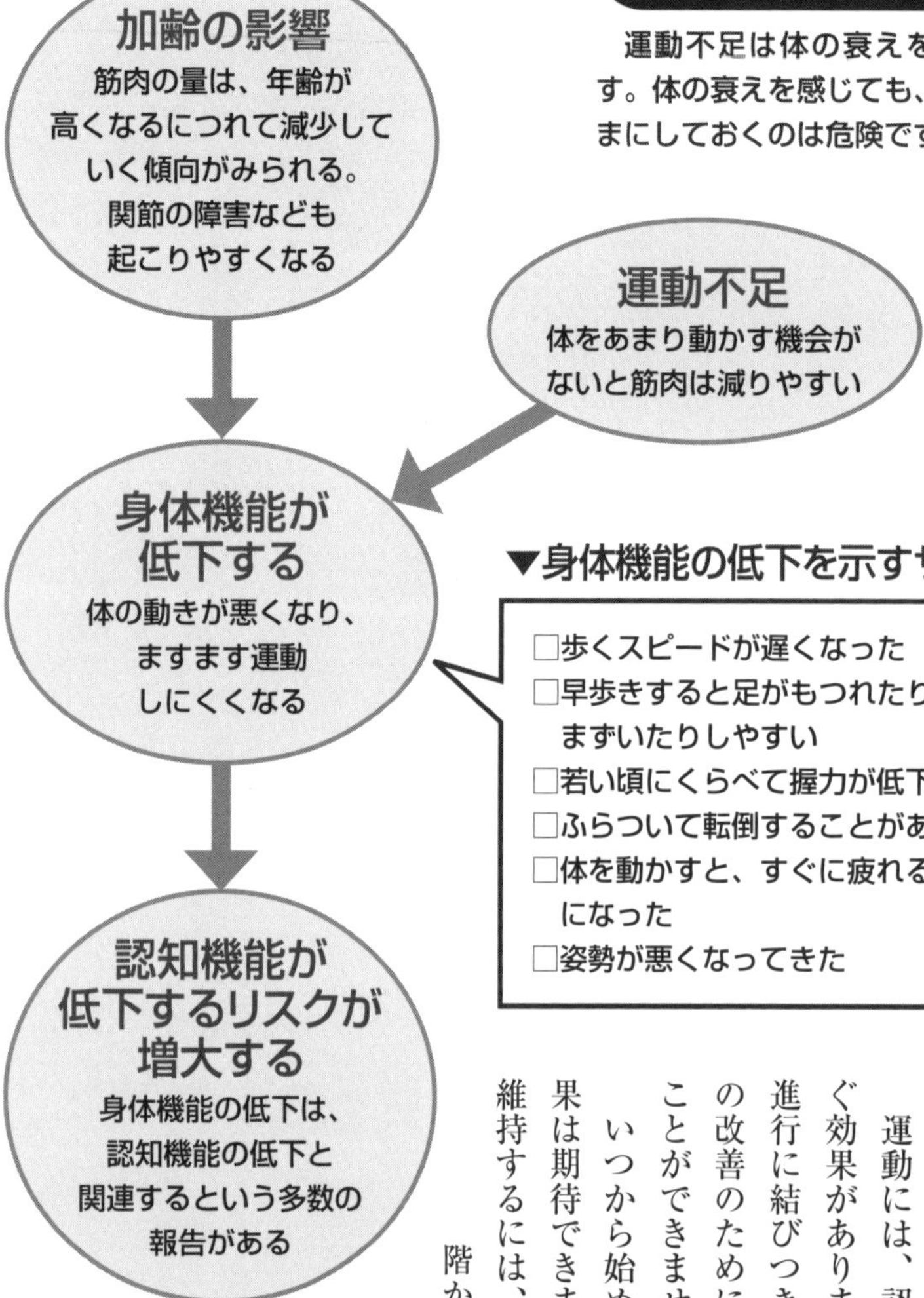

加齢の影響
筋肉の量は、年齢が高くなるにつれて減少していく傾向がみられる。関節の障害なども起こりやすくなる

運動不足
体をあまり動かす機会がないと筋肉は減りやすい

↓

身体機能が低下する
体の動きが悪くなり、ますます運動しにくくなる

↓

認知機能が低下するリスクが増大する
身体機能の低下は、認知機能の低下と関連するという多数の報告がある

▼身体機能の低下を示すサイン

- □歩くスピードが遅くなった
- □早歩きすると足がもつれたり、つまずいたりしやすい
- □若い頃にくらべて握力が低下した
- □ふらついて転倒することがある
- □体を動かすと、すぐに疲れるようになった
- □姿勢が悪くなってきた

運動する習慣をつけるための工夫

体の衰えを感じ始めたときにこそ、意識的に鍛え始めましょう。
ウォーキングだけでは使う筋肉が限られます。ほかの運動も取り入れましょう。

1 生活の中でこまめに動く

エスカレーターやエレベーターを使わず、
階段をのぼるようにするなど、
生活の中で運動する機会を増やす

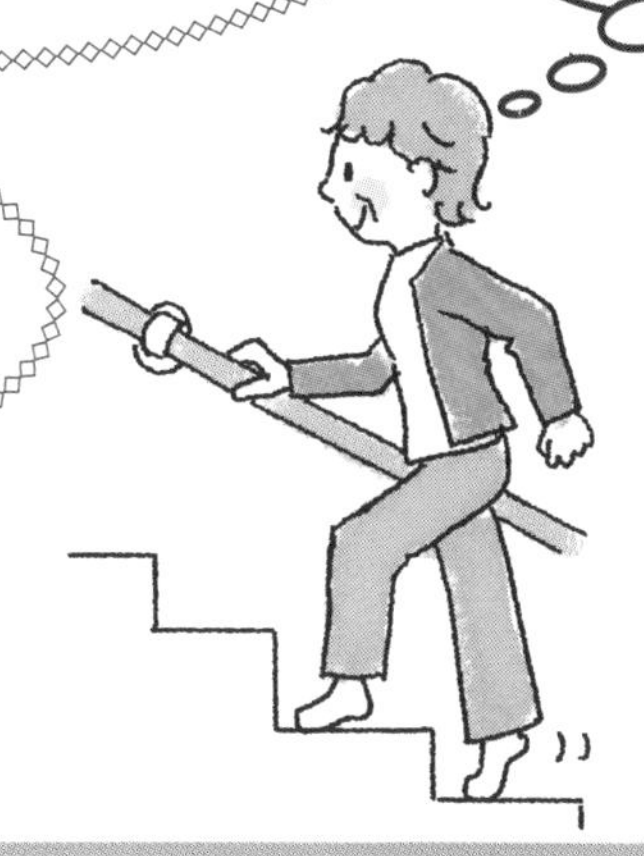

2 汗をかく程度の運動を

速足のウォーキングやジョギングなど、
汗ばむくらいの運動を始める。
1回30分、週3回程度を目標に

3 筋肉を鍛える運動も

スクワット、かかと上げなど、
筋肉量を減らさないための
トレーニングも取り入れよう

「デュアルタスク」でより効果的に

歌を歌う、計算するなど、運動にかかわるところ以外の脳も働かせながら体を動かしましょう。デュアルタスク（二重課題）は、認知機能の改善に役立つことが期待されます。

スポーツジムの利用も検討してみる

体を動かす機会が少ない場合は、生活の中で運動量を増やそうとしてもなかなかうまくいかないことも。スポーツジムなどに入会し、定期的に通うようにするのもよいでしょう。

認知機能の低下が進んだら……

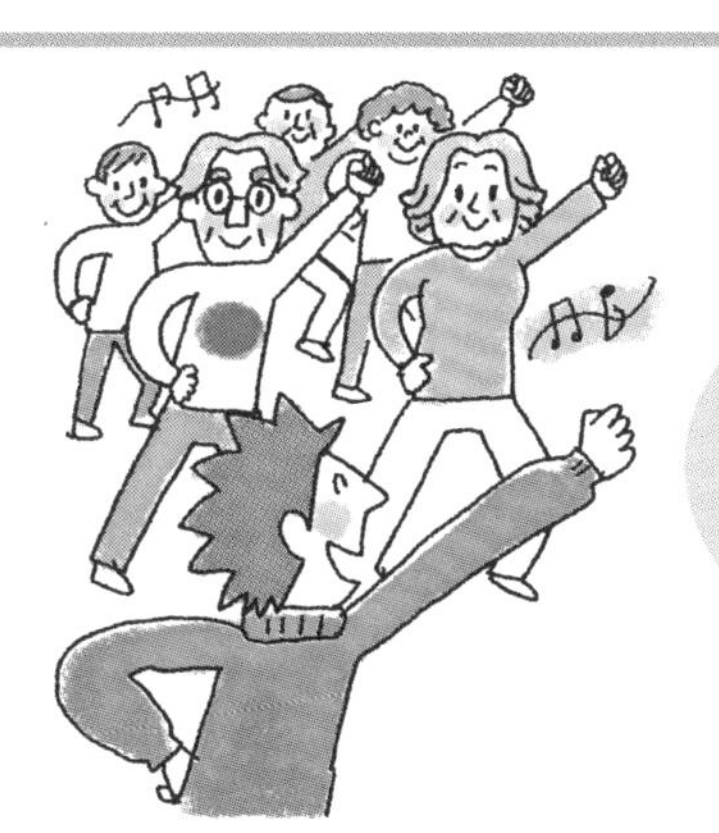

通所リハビリテーション（デイケア）／訪問リハビリテーションを利用

ジムの利用が難しい場合には、介護保険のサービスなどを利用するとよい

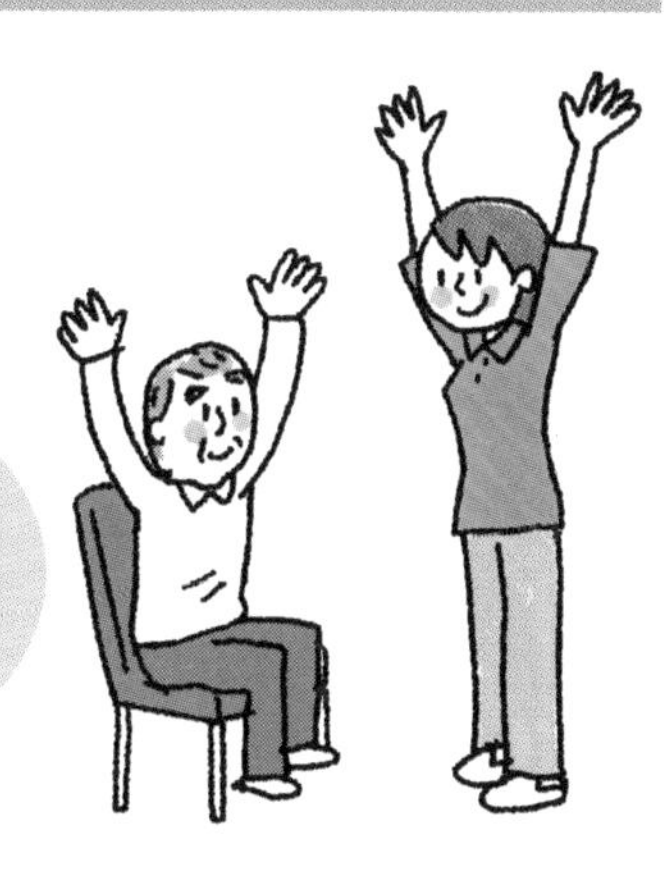

うつ病

「うつ」はアルツハイマー病の症状の可能性も

うつ病は、気分に関係する脳内ホルモン（神経伝達物質）が減ることで起こるもの。神経細胞そのものが減少していくアルツハイマー病とは異なる病気ですが、実際には区別しにくいこともあります。

「別のもの」とはいえないことも

うつ病では、「頭が働かない」などという訴えがしばしばみられます。うつ病による認知機能の低下なのか、アルツハイマー病の初期症状として抑うつ状態が引き起こされているのか、判断しにくいことも多いのが実情です。

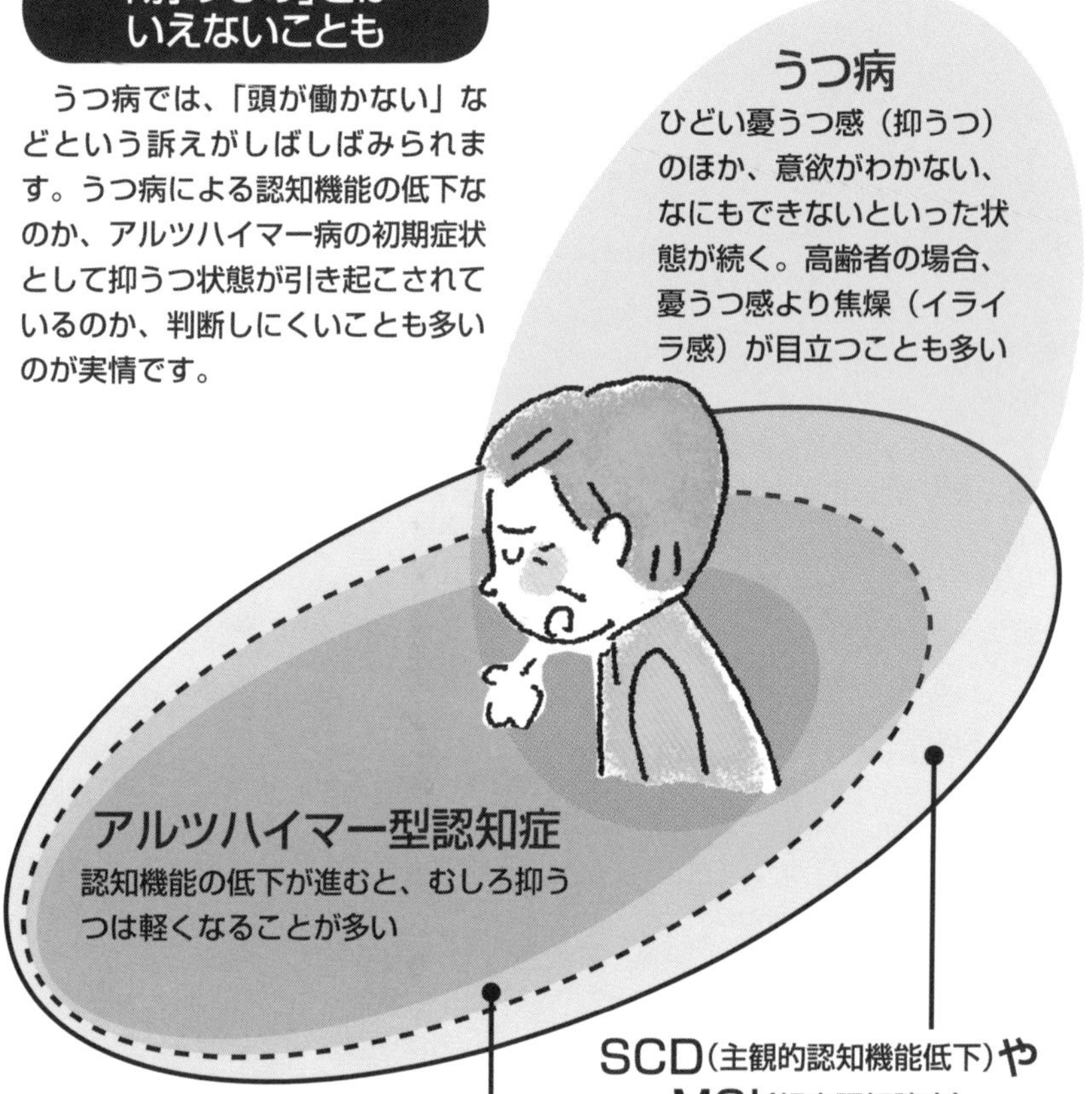

うつ病
ひどい憂うつ感（抑うつ）のほか、意欲がわかない、なにもできないといった状態が続く。高齢者の場合、憂うつ感より焦燥（イライラ感）が目立つことも多い

アルツハイマー型認知症
認知機能の低下が進むと、むしろ抑うつは軽くなることが多い

SCD（主観的認知機能低下）やMCI（軽度認知障害）
うつ病が原因でSCDやMCIの状態になることも。うつ病の治療で低下していた認知機能が回復していけば、アルツハイマー病とは無関係と考えられる

アルツハイマー病によるSCDやMCI
抑うつを伴うことがあるが、うつ病の治療をしても改善しにくい。アルツハイマー型認知症に進行していくおそれがある

「うつ病」と「認知症」は深く関連している

うつ病による認知機能の低下は、治療による回復が期待できます。しかし、うつ病の治療をしても認知機能が回復せず、認知症に移行していく例が、とくに高齢者

で多くみられます。

一方、アルツハイマー病では、認知機能が低下し始めたことで不安や焦りが生じ、うつ状態に陥ることがままあります。

また、過去にうつ病や、「躁（そう）」の状態もみられる双極性障害を患ったことがある場合、高齢になってから認知症を発症するリスクが高いとも報告されています。うつ病と認知症には、深い関連があるといえるでしょう。

うつ病では意欲の低下もみられますが、意欲・関心・興味がなくなるだけで抑うつを伴わない状態は「アパシー」と呼ばれます。認知機能の低下が進むと起こりやすい症状です。薬物療法は効果が薄く、非薬物療法を中心に対応していきます。

治療する

うつ病の場合、適切な薬物療法を続けて症状の再発を防ぐことで、認知症の発症率が低下したという報告があります。双極性障害についても同様です。

アルツハイマー病の場合、抑うつが出やすいのは比較的早期の段階です。早期から適切な対応に結びつけることが大切です。

薬物療法

- うつ病の疑いが強ければ抗うつ薬などを使用

非薬物療法

- 孤立を防ぐ（→ P64）
- 回想法、音楽療法などを試みる（→ P80）

生活習慣

- 昼間、なるべく運動したり戸外での活動を増やしたりして、生活のリズムを整える
- 食事をしっかりとる

放置せず早めに対応する

アルツハイマー病はゆるやかに進行していく病気であり、うつ病は回復が期待できる病気です。いずれにしろ、早い段階から対応していくことがすすめられます。

できるかぎり区別する

症状の現れ方には少し違いがあるとされますが、区別しにくい場合には抗うつ薬を使い、反応をみることもあります。

アミロイドPET検査などを受ければ、どちらの可能性が高いか判断は可能です。

うつ病	アルツハイマー病
●比較的急な変化として抑うつが現れる ●自責感が強く悲観的	●徐々に進む ●意欲の低下が目立ち、自責感は弱い

睡眠の変化

睡眠不足はアミロイドβをたまりやすくする

「よく眠れない」という人や「十分な睡眠時間を確保できない」という人は要注意。睡眠不足は、アミロイドβの沈着を増やす一因となるおそれがあります。

睡眠不足

●多忙で、睡眠時間を削って活動している

●なかなか寝つけない、眠りが浅くすぐに目が覚めるなど、夜間にぐっすり眠れていない

「洗い流し」が不十分に

脳内で生じた老廃物のアミロイドβは、通常、眠っている間に分解が進み、洗い流されていきます。睡眠不足が続くと、この「洗い流し」が不十分になるおそれがあります。

老廃物（アミロイドβ）の排泄が不十分に

起きて活動している時間が長いと、老廃物も出やすい

沈着の増大

認知機能が低下するおそれが高まる

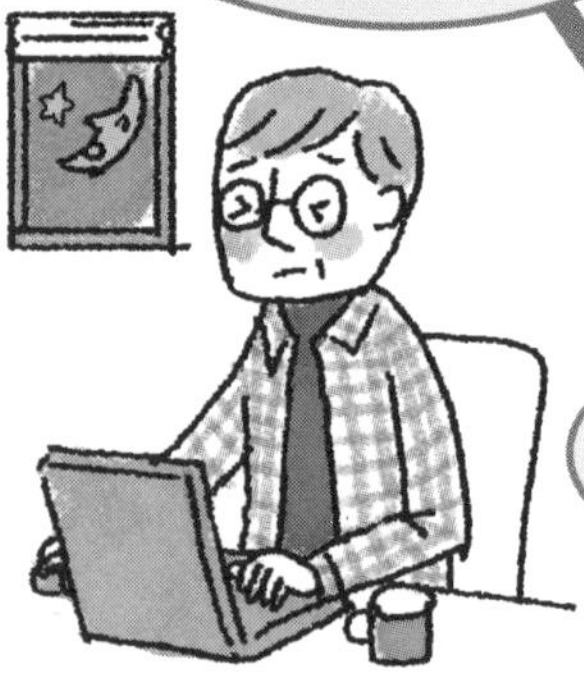

認知症が進むと、ますます眠れなくなる!?

アルツハイマー病が進むにつれ、睡眠時間が短くなる、途中で目が覚めることが多い、ぐっすり眠れない、生活リズムが崩れて昼夜逆転するなど、睡眠の量や質の低下が目立つようになることが多いとされます。昼間の過ごし方の工夫が必要です。

アルツハイマー病と睡眠の状態は関連が深い

アルツハイマー病の進行とともに睡眠障害が現れやすいことが知られていますが、逆の関係、すなわち睡眠障害が、アルツハイマー病の発症リスクを高めるおそれがあるという指摘もあります。

年齢が高くなるにつれ、一般に連続して眠れる時間は短くなっていきます。眠りが浅くなるなど、睡眠の質も低下しがちです。ただ、昼間うたた寝ばかりで、夜になると眠れずに困るなどという状態であれば、睡眠の状態を改善していくことを考えましょう。

眠りの状態を改善する

昼間の眠気が強いようなら、夜間の睡眠の量・質を改善するための方法を考えていきましょう。

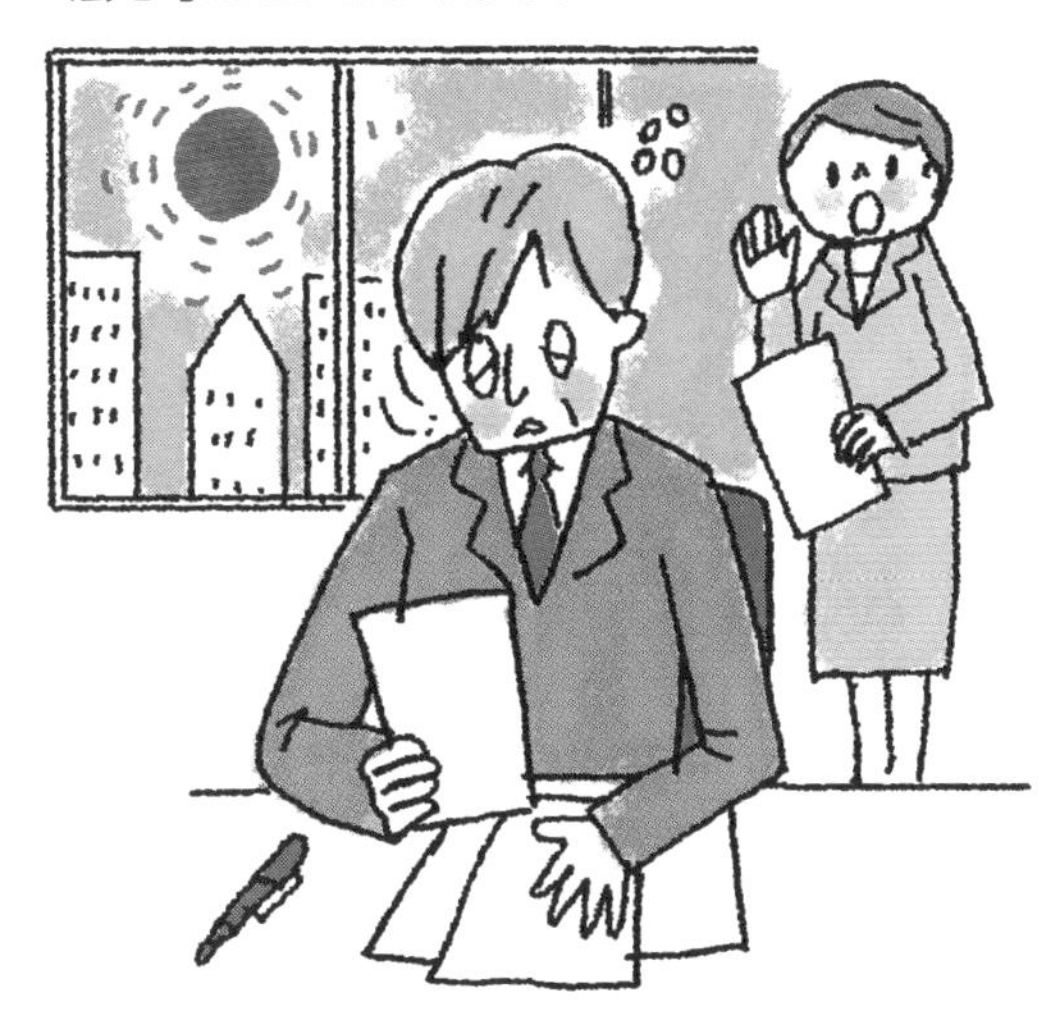

就寝時間と実際に眠れた時間、目が覚めた時間など、「睡眠手帳」をつけておくと、眠りの状態を把握しやすい

足りているかどうかは日中の様子で判断する

最適な睡眠時間は人によって異なるため、時間の長さではなく日中の様子をみて判断します。日中、30分程度の昼寝で乗り切れるならよいのですが、それだけでは足らず、眠気のために活動に支障が現れているようなら、睡眠不足です。

治せる原因はないかチェック

年齢的な変化だけでなく、眠りを妨げる原因があることも。それぞれ対応が必要です。

●睡眠時無呼吸症候群⇒就寝時に、専用の器具を装着したほうがよいこともある
●痛み、かゆみ、頻尿など⇒症状をやわらげる方法を検討する
●ストレスが強い⇒生活全体の見直しを
●嗜好品（アルコール・カフェインなど）の影響⇒控える

生活習慣･睡眠環境の見直し

●昼間は、可能なら戸外に出て日の光を浴びる。部屋で過ごすときはカーテンを全開にして、窓際で過ごす時間をつくる
●日中、体を動かす機会を増やす
●昼寝は30分程度に
●眠くなるまで、寝床に入らない
●早く目が覚めてしまうようなら、遮光カーテンで朝の光をさえぎる

薬の使用を考える

生活習慣などを見直しても改善がみられなければ医師に相談を。認知機能に影響しない、安全な睡眠薬もあります。適切に使用し、生活リズムを整えることを考えましょう。

▼よく使われる薬の例

よく使われる薬の例
非ベンゾジアゼピン系（商品名：マイスリー、ルネスタ、アモバンなど）
メラトニン受容体作動薬（商品名：ロゼレム）
オレキシン受容体拮抗薬（商品名：ベルソムラ）

社会的孤立

人とのかかわりを保つ、増やすことを心がける

自分、または家族がアルツハイマー病であることは隠しておきたいという人もいるでしょう。しかし、孤立しないためには、病気のことを周囲に知っておいてもらうほうがよいでしょう。

孤独感がまねく悪循環

孤独感は、アルツハイマー病の初期症状である可能性があると同時に、人とのかかわりの薄さが認知機能の低下を早めてしまうおそれがあります。

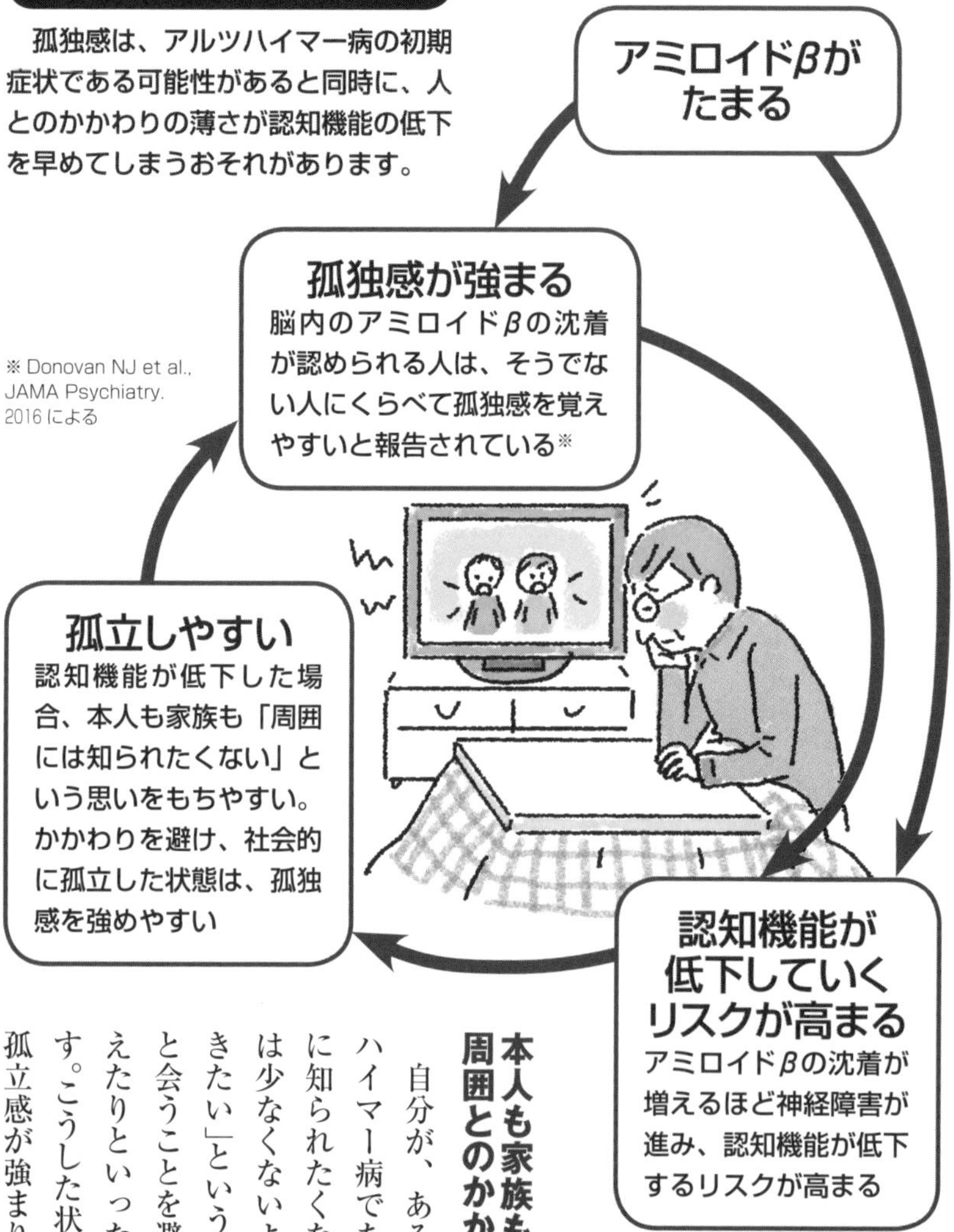

アミロイドβがたまる
孤独感が強まる
脳内のアミロイドβの沈着が認められる人は、そうでない人にくらべて孤独感を覚えやすいと報告されている※
孤立しやすい
認知機能が低下した場合、本人も家族も「周囲には知られたくない」という思いをもちやすい。かかわりを避け、社会的に孤立した状態は、孤独感を強めやすい
認知機能が低下していくリスクが高まる
アミロイドβの沈着が増えるほど神経障害が進み、認知機能が低下するリスクが高まる

※ Donovan NJ et al., JAMA Psychiatry. 2016による

本人も家族も周囲とのかかわりが必要

自分が、あるいは家族がアルツハイマー病であることを周囲の人に知られたくないと思っている人は少なくないようです。「隠しておきたい」という気持ちが強いと、人と会うことを避けたり、外出を控えたりといった行動をとりがちです。こうした状況が続くと孤独感・孤立感が強まり、なにか困ったこ

積極的に求めたい、人とのつながり

孤独感を減らすには、自分の居場所がある、自分を支え大切に思ってくれる人がいるという安心感が必要です。周囲とのかかわりを絶やさないように心がけていきましょう。

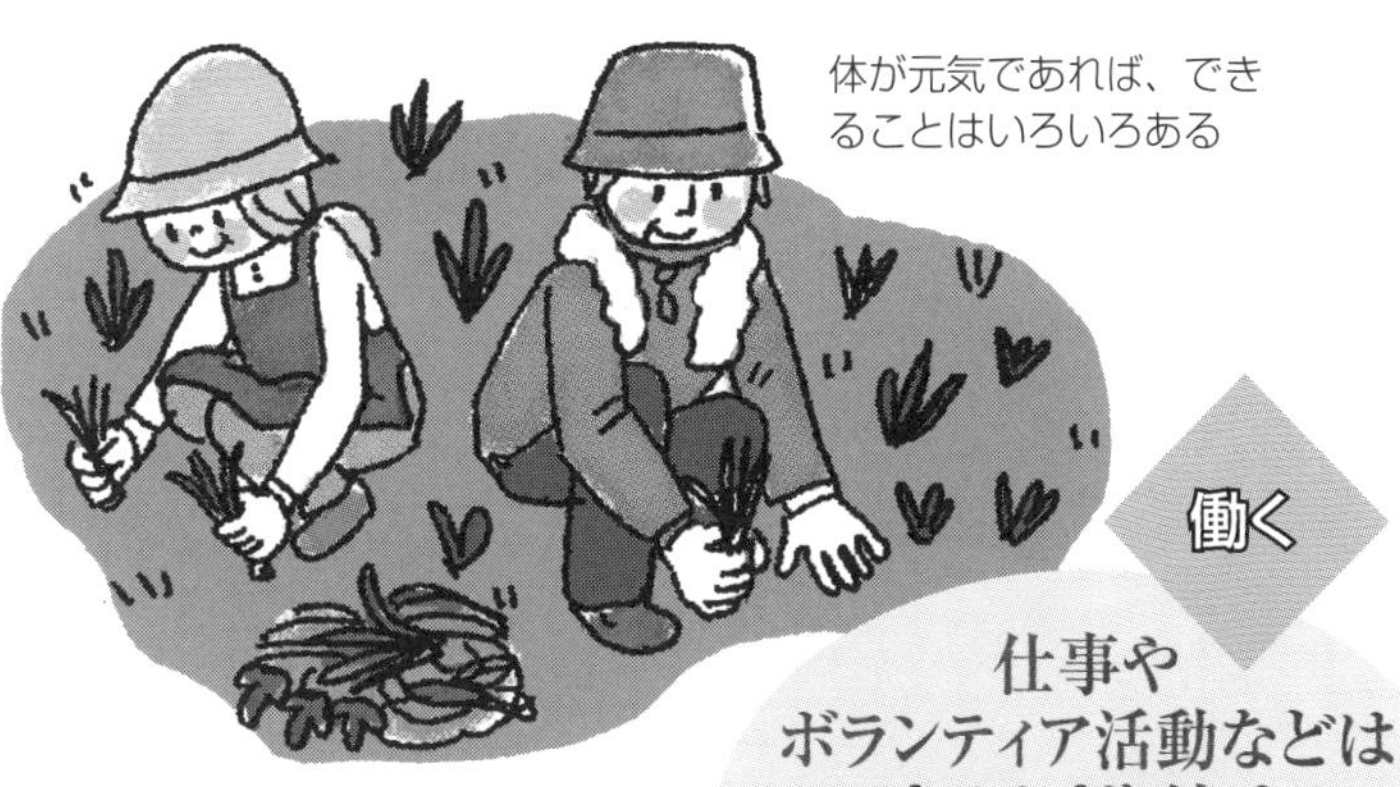

体が元気であれば、できることはいろいろある

働く

仕事やボランティア活動などはできるかぎり続ける

周囲の理解があれば、認知機能が低下していてもできる仕事はあります。

友人との交流を保つ

これまでのつながりを大切にする

認知機能の低下を自覚し始めた時期ほど、「変に思われるのではないか」などと、人づきあいをためらうようになりがちです。しかし、率直に話してみれば、受け入れてくれる人も少なくないはずです。

地域のつながりを増やす

自治会、自治体の催しなどに参加する

「遠くの親戚より近くの他人」といわれるように、いざというとき頼りになるのは近隣の人であることが多いものです。地域で活用できる社会資源についての情報も得やすくなります。

家族の心がけ

家庭内での孤立を防ぐ

家庭内で、「どうせすぐ忘れるから」「よくわかっていないだろうから」「危ないから」などと、本人抜きですることが増えていませんか？認知機能の低下が進んでも、家族の一員として接していくことを心がけましょう。

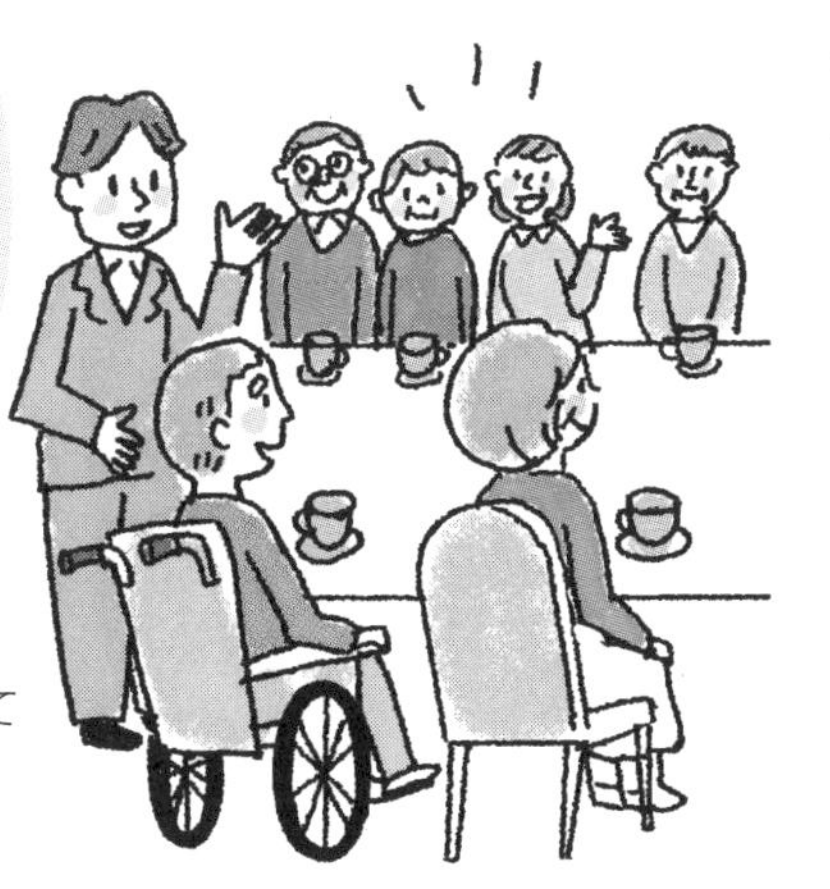

「認知症カフェ」に参加してみるのもよい試み（→ P87）

とがあっても、まわりに助けを求めにくくなっていきます。

病気をかかえていても安心して暮らしていくには、本人も家族も孤立しないことが大切です。近い関係にある人には、病気のことを話し、「これからもよろしく」と伝えておきましょう。

飲酒／喫煙

「嗜好品」とのつきあい方を見直そう

アルコール類やたばこなどの嗜好品は、好きな人にとっては離れがたいものかもしれません。しかし、認知機能の低下を防ぎたいのなら、今までの習慣は改めたほうがよいでしょう。

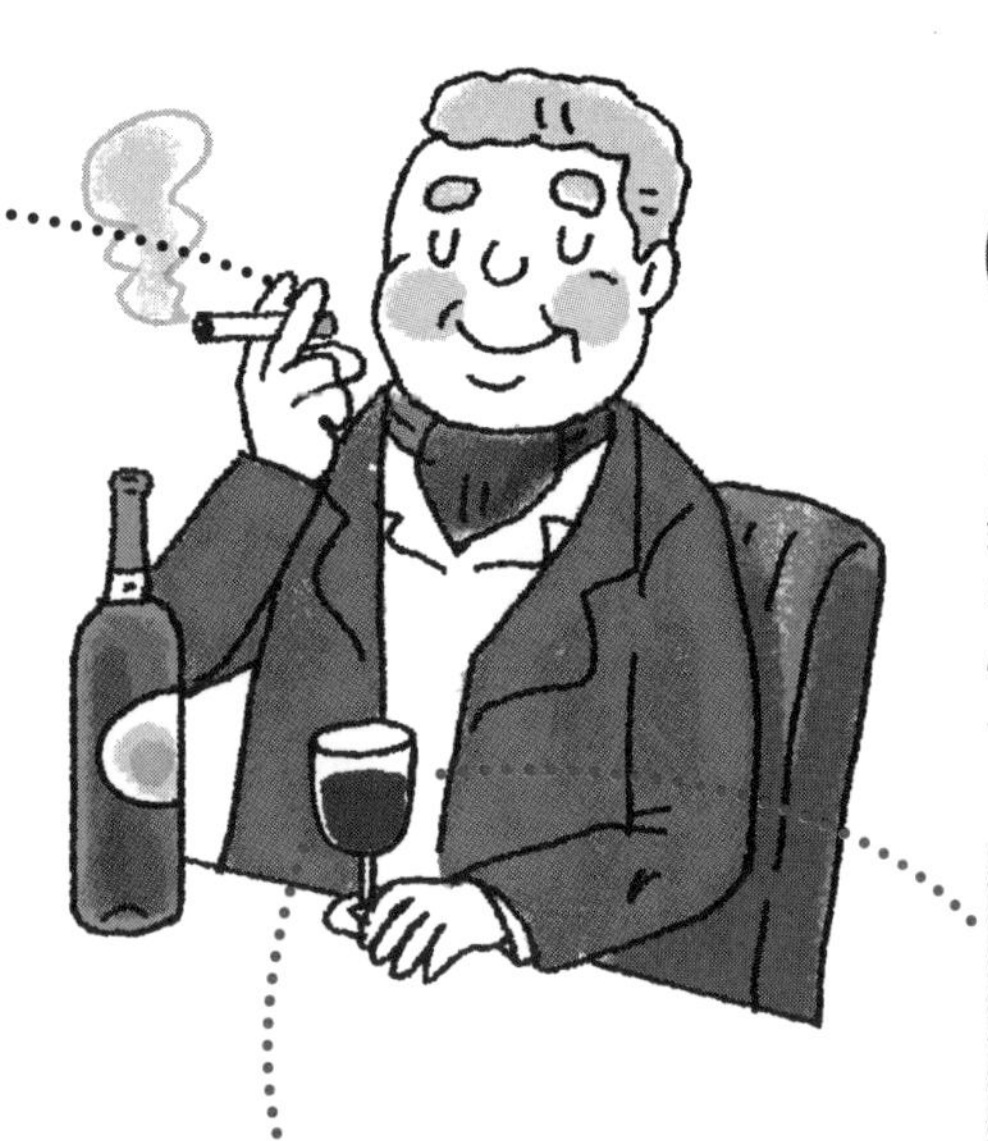

断酒・減酒したほうがよいことも

少量のアルコール、とくに赤ワインをたしなむ習慣は、認知症の発症リスクを下げるなどともいわれます。しかし、飲みすぎれば脳の萎縮を進め、認知機能を低下させることは明らかです。

厚労省の指針は肝臓の保護が目的

厚生労働省が示す指針「健康日本 21」では、純アルコールに換算して1日20gを超えない程度の量とされています。

お酒の種類	アルコール度数	限度量の目安
ビール	5%	ロング缶１本
清酒	15%	１合弱
ウイスキー	43%	ダブル１杯
焼酎	35%	グラス半分
ワイン	12%	グラス軽く２杯

純アルコール量（g）＝
摂取量（mL）×アルコール度数÷100×0.8*

＊アルコール比重

限度量以下でも油断は禁物

アルコールには神経を傷める毒性があります。長期にわたって飲酒を続けていると脳は萎縮していきます。

また、大量飲酒は記憶障害を引き起こします。ビタミンB_1の吸収が妨げられることで生じる記憶障害は、一時的なものにとどまらず、断酒をしても続くことがあります（ウェルニッケ・コルサコフ症候群）。

- 量は少なくても、長期間、毎日飲酒を続けている人は要注意。「飲まない日」を増やしたほうがよい
- もの忘れが目立ち始めたら断酒が望ましい。症状の改善が期待できる

喫煙はやめるのがいちばん

過去に喫煙していても、現在、禁煙中であれば認知症を発症するリスクの上昇はみられないという報告もあります。「いまさら……」と言わずに、禁煙を始めましょう。

認知症の発症・悪化のもと

喫煙は、アルツハイマー型認知症だけでなく血管性認知症の発症リスクも高め、認知症を悪化させることにもつながります。かつて少量の喫煙は認知症のリスクを下げるなどともいわれていましたが、数多くの調査研究の結果、この説は完全に否定されています。

火の不始末の心配も

認知症が進んだ段階でも喫煙がやめられない場合、火がついたたばこを灰皿に置いたままにするなど、火の不始末から火事を起こす心配もあります。やめてもらうのがいちばんですが、そのために不穏な状態になるようなら、火を使わない加熱式たばこに変更する、たばこやライターは家族が管理するなどといった対応も検討しましょう。

禁煙が難しければ医療機関に相談

たばこへの依存を断ち切る場合には、医師の指導のもとで進めたほうが成功しやすいでしょう。「禁煙外来」を設ける医療機関の利用を考えましょう。

ほどほどの量でも毎日飲むのは問題

アルコール類は、飲みすぎなければよいと考えている人も多いでしょう。ここで注意したいのは「飲みすぎ」の意味です。「一度に大量の飲酒をすること」はもちろんですが、脳に残るダメージという点では、たとえ少量であれ「毎日何十年にもわたって飲酒を続けること」もまた、飲みすぎに含まれます。

認知機能の低下が目立ち始めているのなら、「飲まない」という選択がすすめられます。

禁煙の取り組みは早いうちに始める

たばこを吸っている人は、ぜひ禁煙しましょう。喫煙者自身が「禁煙する」と決断しなければできない取り組みですが、認知機能の低下が進めばますます困難になります。認知機能の低下が気になり始めた段階が、禁煙のチャンスともいえます。

COLUMN

年齢による変化を感じたときにこそギアチェンジを！

診断がつく前でも始めたい生活改善

「以前はこんなことはなかったのに……」と感じることが増え、年齢的な変化なのかそれとも病的な変化なのか、見分けがつかずに悩んでいる人も多いでしょう。

「アルツハイマー病では？」という不安が強い場合には、アミロイドPET検査などを受けてみるのも、一つの方法です。ただ、明らかな認知機能の低下がみられないかぎり、認知症に対する治療薬を使った治療は始められません（→P75）。これまでとは違う変化を感じ、悩んでいるのなら、たとえ診断がはっきりつかない段階でも生活をふりかえり、ギアチェンジしていくことがすすめられます。

アルツハイマー病とは関係のない年齢的な変化だとしても、生活改善に取り組むことはメリットばかりで、なんのデメリットもありません。アルツハイマー病が始まっていた場合、認知症の手前の段階、あるいは認知症を発症したあとでも、認知機能障害の程度がより軽い状態で、長く過ごすことができる可能性が高まります。

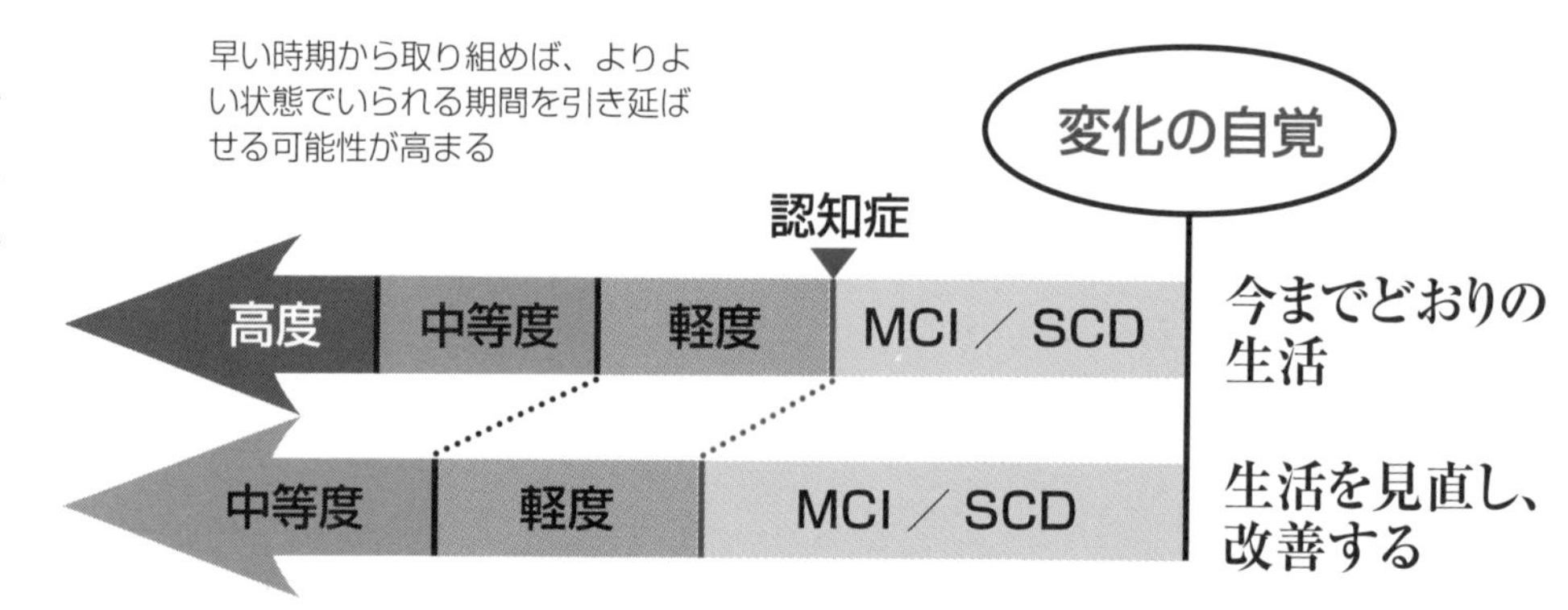

脳の「予備能」を高める治療とリハビリ

アルツハイマー病によって損なわれるのは脳の働きの一部。
いきなり脳のすべてが働かなくなるわけではありません。
残った脳が秘める力、「予備能」をいかすために、
薬物療法やリハビリテーションなどにも
取り組んでいきましょう。

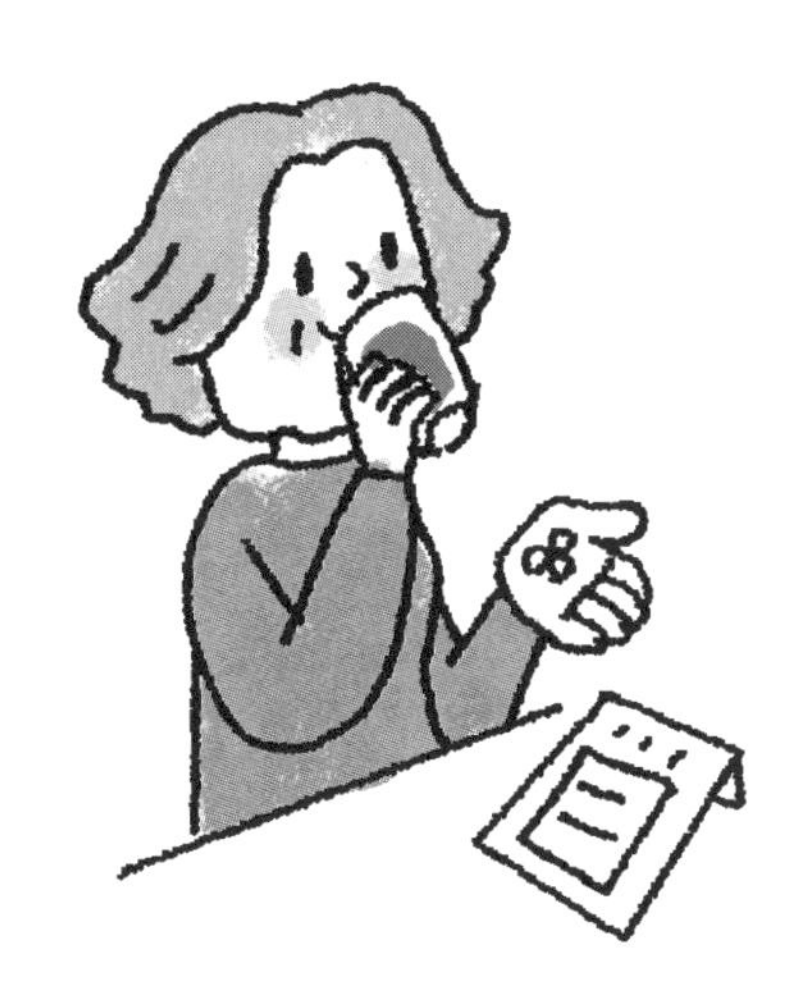

ケース例 **Dさん**の場合

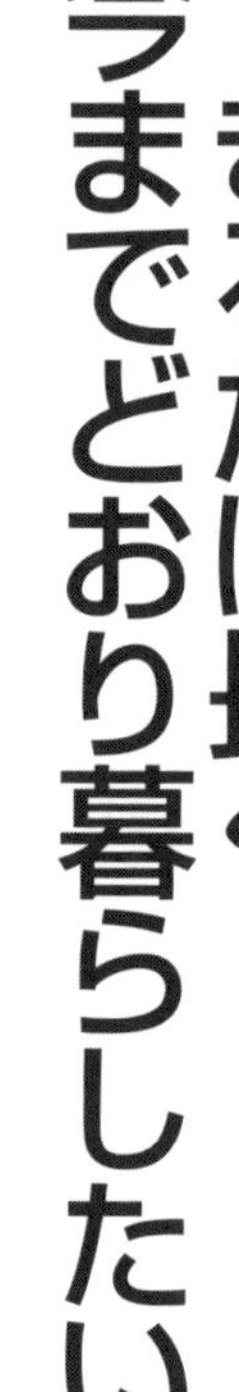

できるだけ長く、今までどおり暮らしたい！

1 社交的な性格で交友関係も広かったＤさん（70代女性）ですが、この頃、友人との約束を忘れてしまったり、出かけた先から帰れなくなったりするなど「事件」が度重なっています。すっかり自信をなくしたのか、家に閉じこもりがちに。

家事のうっかりミスや、家族がした話を覚えていないといったことも増えています。

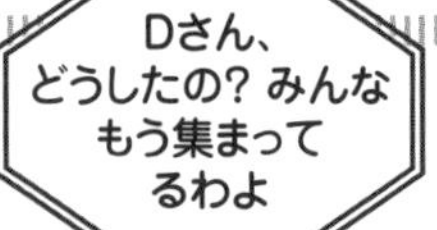

Dさん、どうしたの？ みんなもう集まってるわよ

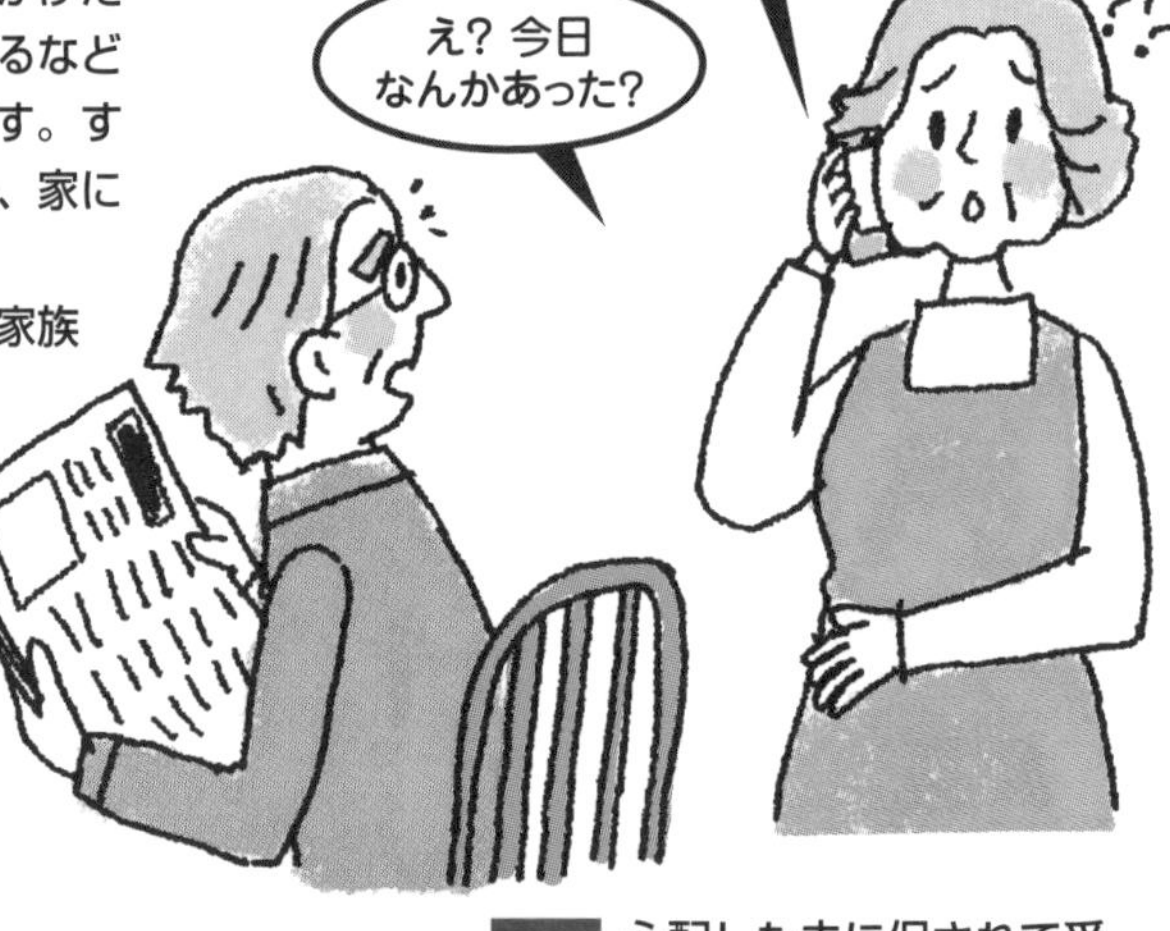

え？ 今日なんかあった？

2 心配した夫に促されて受診したところ、Ｄさんは「アルツハイマー型認知症」であることがわかりました。Ｄさん本人もさることながら、最近、完全に仕事をリタイアし、「これからは夫婦でのんびり楽しもう」と思っていた夫は、大きなショックを受けています。

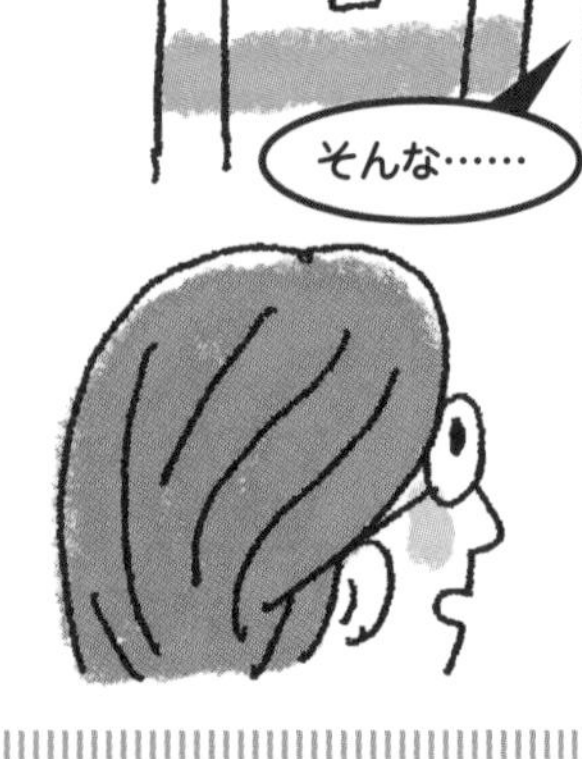

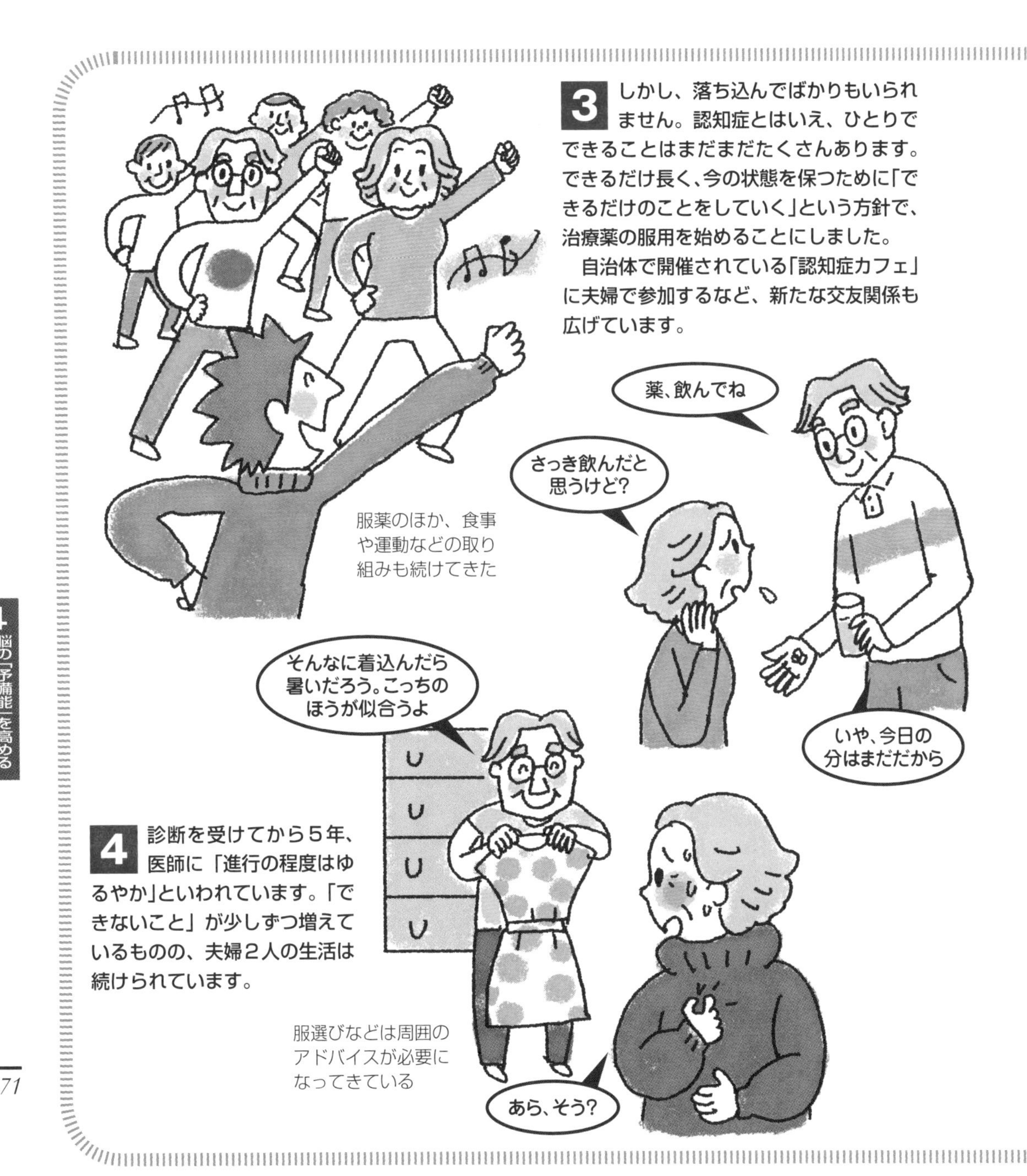

薬、飲んでね
さっき飲んだと思うけど?
いや、今日の分はまだだから
そんなに着込んだら暑いだろう。こっちのほうが似合うよ
あら、そう?

3 しかし、落ち込んでばかりもいられません。認知症とはいえ、ひとりでできることはまだまだたくさんあります。できるだけ長く、今の状態を保つために「できるだけのことをしていく」という方針で、治療薬の服用を始めることにしました。

自治体で開催されている「認知症カフェ」に夫婦で参加するなど、新たな交友関係も広げています。

服薬のほか、食事や運動などの取り組みも続けてきた

4 診断を受けてから５年、医師に「進行の程度はゆるやか」といわれています。「できないこと」が少しずつ増えているものの、夫婦２人の生活は続けられています。

服選びなどは周囲のアドバイスが必要になってきている

治療の目的

残っている脳の働きを高めて「よい状態」を保つ

生活改善はどの段階でも大切な進行予防のための取り組みですが、より直接的な治療法として、薬物療法やリハビリテーションなどもおこなわれます。

治療のターゲットは2つある

アルツハイマー病の治療は、病気の本質である認知機能の低下そのものに対するものと、認知機能が低下することで生じやすくなる、さまざまな行動・心理症状に対するものの2つに分けられます。

認知機能の維持・改善

アルツハイマー病によって障害を受ける脳の領域は、ごく一部です。まだ損なわれていない神経系の働きを高めて、失われた機能をカバーすることを目指します。

- 記憶できない
- ものごとを手順よく進められない
- 時間や場所がわからない

その他 (→P12、90)

困った行動や心理的な症状の改善

認知機能の低下を背景に、周囲の人との関係、生活環境、本人の性格や体質などが複雑にからみあい、さまざまな症状が現れ、本人も周囲の人も困ることがあります(行動・心理症状:BPSD → P90)。

行動面、心理面の症状があれば、それを改善し、生活の質を高めることも治療目標の1つになります。

- 興奮
- 妄想
- 徘徊
- 不安
- 抑うつ

その他 (→P90)

脳の予備能に働きかけて状態の維持につなげる

アルツハイマー病とわかった場合、薬物療法が検討されたり、運動療法などの非薬物療法がすすめられたりします。アルツハイマー病によって変性した神経細胞を元に戻せるわけではないものの、損なわれずに残っている神経細胞の働きを高め、かつ通常は使われずに残っている脳の余力、すなわち「予備能」を使うことで、よい状態を維持する効果が期待できます。

認知機能の低下が進むとともに、興奮しやすくなったり、徘徊が始まったりと、困った症状が現れることもあります。こうした症状が「治療」の対象になることもあります。

治療の手段は大きく2つ

治療方法は、薬を用いる薬物療法と、薬以外の方法で状態の改善を目指す非薬物療法の２つに大別されます。

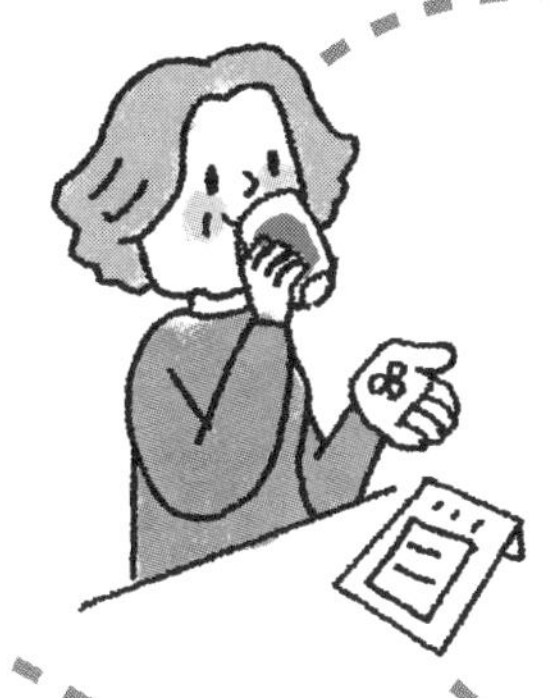

薬物療法

●認知機能の維持・改善には、認知症治療薬を用いる（→P74~77）

●行動面、心理面の症状に対しては、ほかの方法では対応できない場合にのみ、薬物療法をおこなう

非薬物療法

●脳のリハビリテーションとして、各種の方法がおこなわれている（→P80）

●認知機能の維持・改善に対する直接的な効果より、やりがい、充実感などを得ることで、不安、うつなどの症状が出にくくなることが期待される

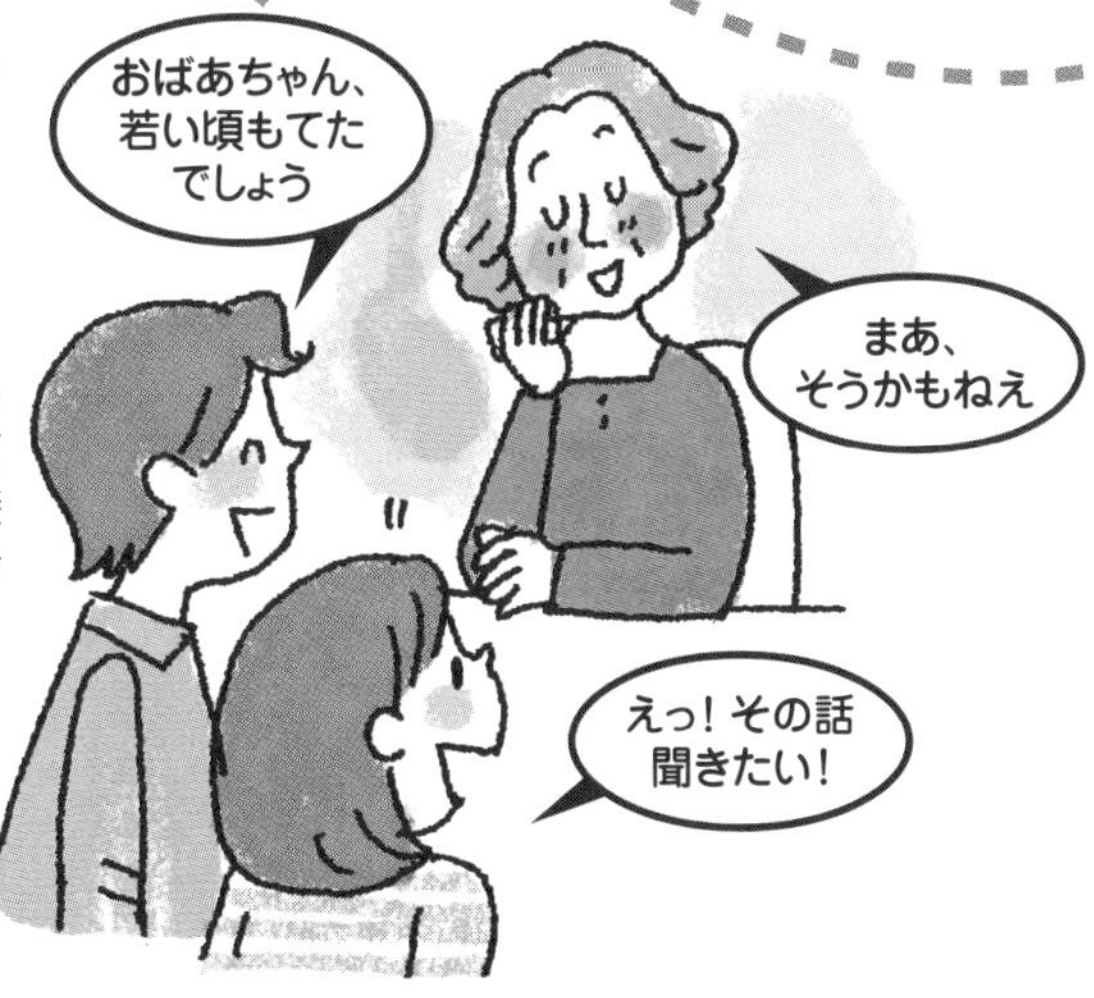

おばあちゃん、若い頃もてたでしょう
まあ、そうかもねえ
えっ！その話聞きたい！

家庭でも積極的に話しかけ、思い出を話してもらうなど、家族の接し方が治療的な役割をもつことも

薬はむやみに増やさない

さまざまな行動・心理症状に対する薬物療法は、アルツハイマー病の治療に必ずしも必要なものとはいえません。多剤併用による弊害（→P78）を避けるためにも、薬以外の方法での対応を優先させます。

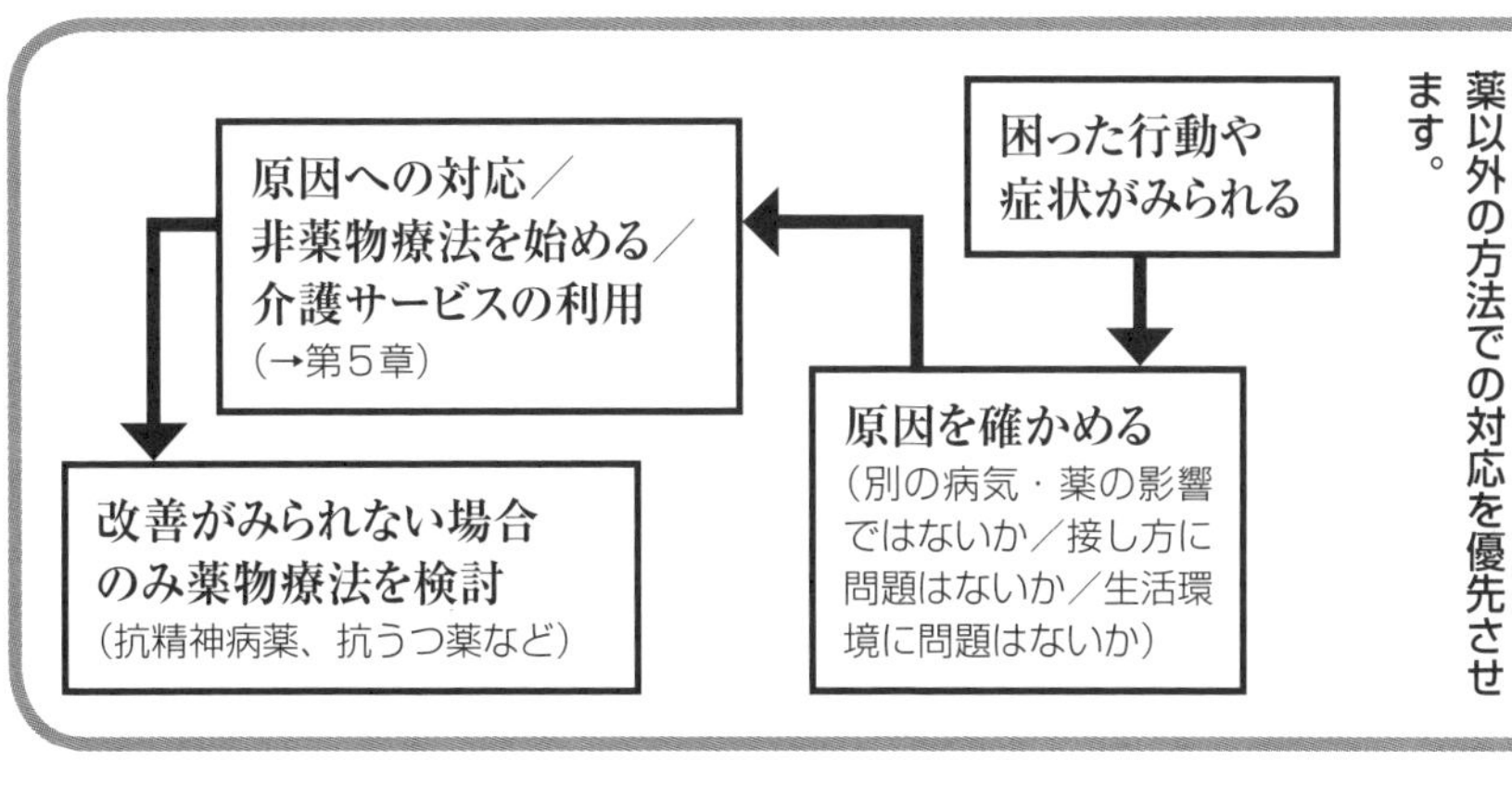

薬物療法①

認知症の段階なら早めに服薬を始める

アルツハイマー型認知症と診断された場合、治療薬を使うことで、認知機能の改善・維持が期待できます。認知機能の低下が進む前に服薬を始めるとよいでしょう。

認知症の治療薬に期待できること

アルツハイマー病の治療薬には、今、残っている神経細胞の働きを高める作用が期待できます。残っている機能が十分にあるうちに服薬を始めることが、「よい状態」を長く維持するポイントです。

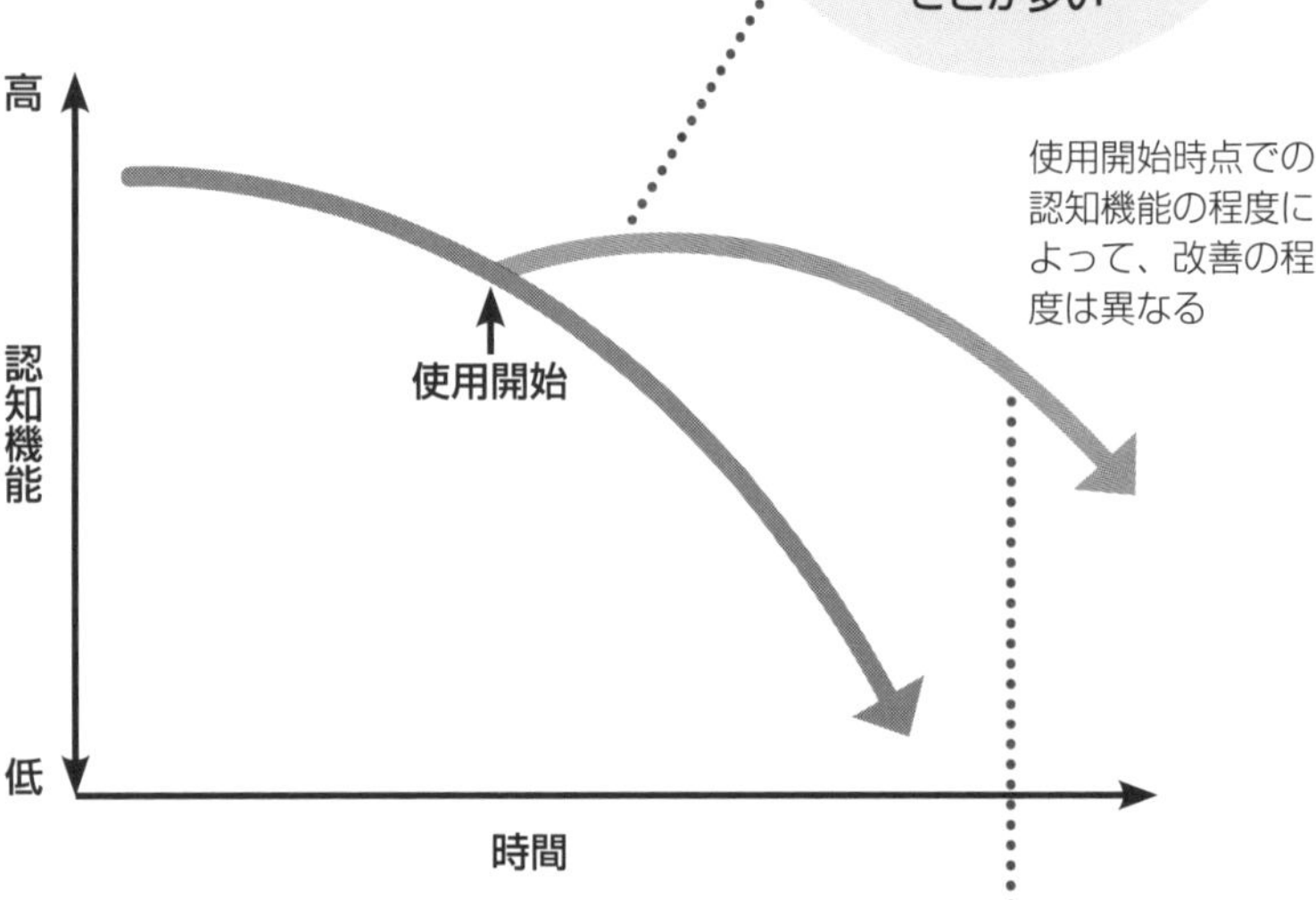

認知機能の改善
脳の神経系の働きを高めることで、損なわれた認知機能を補う。使用開始後しばらくは、使用前より認知機能が改善することが多い
高
低
認知機能
時間
使用開始
使用開始時点での認知機能の程度によって、改善の程度は異なる
低下をゆるやかにする
アルツハイマー病自体の進行は止められない。服薬開始の１～２年後には認知機能が低下していくことは避けられないが、薬を使わない場合にくらべると、低下のスピードは遅くなる

残っている機能を高めて認知機能を改善させる

アルツハイマー病治療薬と呼ばれる薬には、脳の神経系の働きを改善する作用があります。脳の病変を元に戻せるわけではありませんが、損なわれずに残っている神経細胞が多ければ、その働きが高まることで、認知機能の改善が期

待できます。

残念ながら、治療薬に脳の病変の広がりを止める働きはありません。病変によって損なわれた範囲が広がり、認知機能の低下が進むと、薬の効果は徐々に得にくくなります。

服薬を始めても生活改善の取り組みは続け、進行をできるだけ防ぐようにすることも大切です。

2つのタイプに大別できる

現在、認知症の治療薬として用いられている薬は、大きく２つのタイプに分けられます。

NMDA受容体拮抗薬

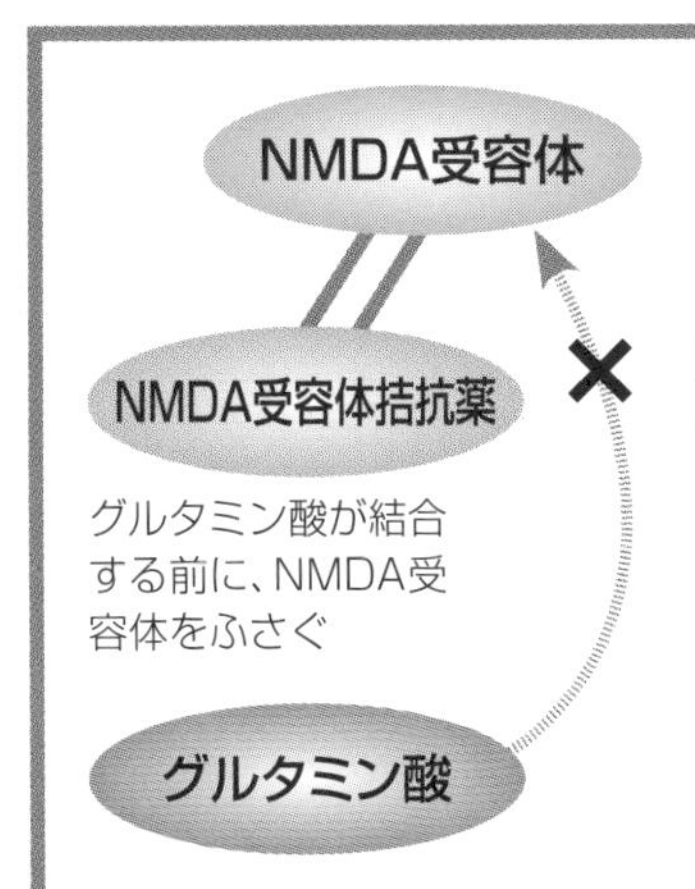

神経細胞がもつ「NMDA受容体」に興奮を高める神経伝達物質（グルタミン酸）がくっつき、過剰に活性化することが、神経細胞の障害を進める一因とされます。

NMDA受容体拮抗薬には、神経細胞の過剰な活性化を抑える働きがあります。

コリンエステラーゼ阻害薬

アルツハイマー病では、神経細胞の連携に欠かせない神経伝達物質の１つであるアセチルコリンの減少がみられます。コリンエステラーゼ阻害薬は、不要なアセチルコリンを分解する役目をもつ「コリンエステラーゼ」という酵素の働きを阻止する薬。アセチルコリンを増やす効果があります。

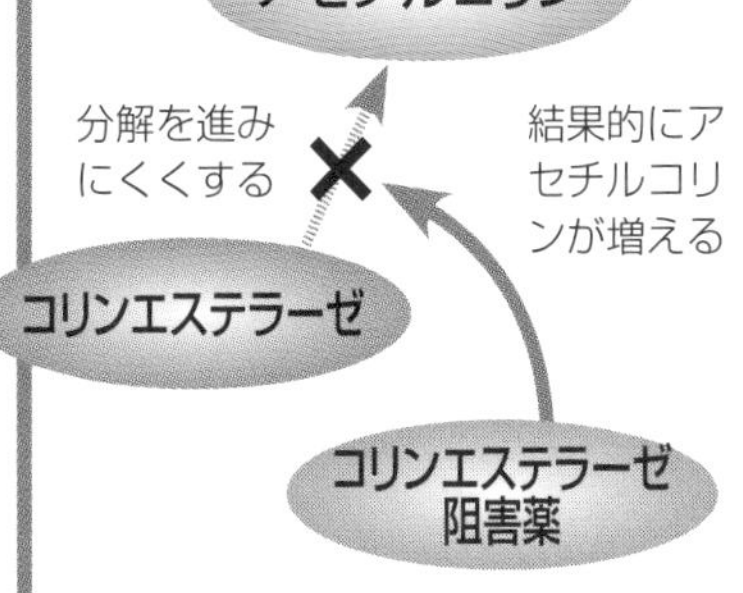

いつまで続ける?

アルツハイマー病の進行とともに効き目は実感しにくくなりますが、中止することで急に悪化することもあります。薬を飲み込めないなどといった事情がないかぎり、認知機能障害の程度が高度になっても、続けるのが基本です。

「認知症」の診断前でも服用できる?

いずれも「アルツハイマー型認知症（あるいはレビー小体型認知症）」の治療薬です。自覚症状だけで客観的に認知機能の低下がみられない状態（SCD）では使用されません。

アルツハイマー病によるMCIの場合、軽度のアルツハイマー型認知症との境界はあいまいです。「ごく軽度のアルツハイマー型認知症」と診断され、薬物療法が始められることもあります。

認知症の治療薬は四種類。併用することも

アルツハイマー病の治療薬として、現在、四種類の薬が使用可能です。認知症の進行の程度や、患者さんの状況によってなにをどのように使っていくか決められます。

進行の程度によって使い方は変わる

薬物療法は、多くの場合、三種類のコリンエステラーゼ阻害薬のうち、どれか一種類を使用して様子をみることから始めます。軽度から中等度のアルツハイマー型認知症であれば、認知機能に対する効果はどの薬でも同等です。副作用の現れ方や使いやすさなどをみながら、どの薬を使うか判断されます。

認知症の程度が進むにつれ、移動・排泄・食事・更衣・洗面・入浴など、基本的な日常生活動作(ADL：Activities of Daily Living)にも支障が現れやすくなります。ADLの維持・改善のためにも治療薬は役立ちます。

アルツハイマー病の治療薬

現在、アルツハイマー型認知症の治療薬として使用可能な薬は、3種類のコリンエステラーゼ阻害薬と、NMDA 受容体拮抗薬１種類の合計４種類です。

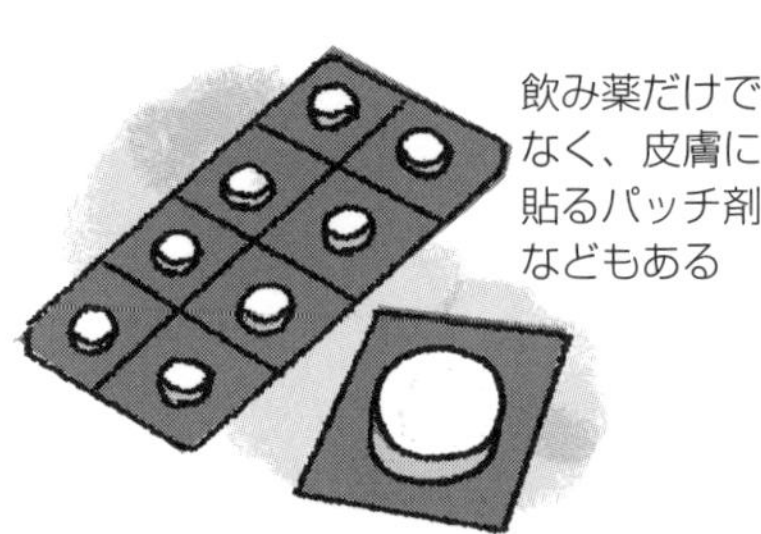

飲み薬だけでなく、皮膚に貼るパッチ剤などもある

	一般名	主な商品名	特徴	使い方
コリンエステラーゼ阻害薬	ドネペジル	アリセプト	●軽度～中等度～重度まで、幅広く使える ●錠剤、散剤、ゼリー状剤など剤型が豊富	軽度～中等度は1日5mg、重度は10mgを1日1回服用
	ガランタミン	レミニール	●軽度～中等度の場合に使用される ●液剤もある	1日24mg。1日2回服用
	リバスチグミン	リバスタッチ	●パッチ剤なので飲み込みづらさがあっても使える ●消化器系の副作用が出にくい	軽度～中等度に18mg。1日1回貼り替える
NMDA受容体拮抗薬	メマンチン	メマリー	中等度～重度のアルツハイマー型認知症に有効	中等度～重度に1日20mg。1日1回服用

薬物療法の進め方

軽度～中等度のアルツハイマー型認知症ならコリンエステラーゼ阻害薬、認知症の程度が進んでいる場合にはNMDA受容体拮抗薬か、ドネペジルの増量で対応します。

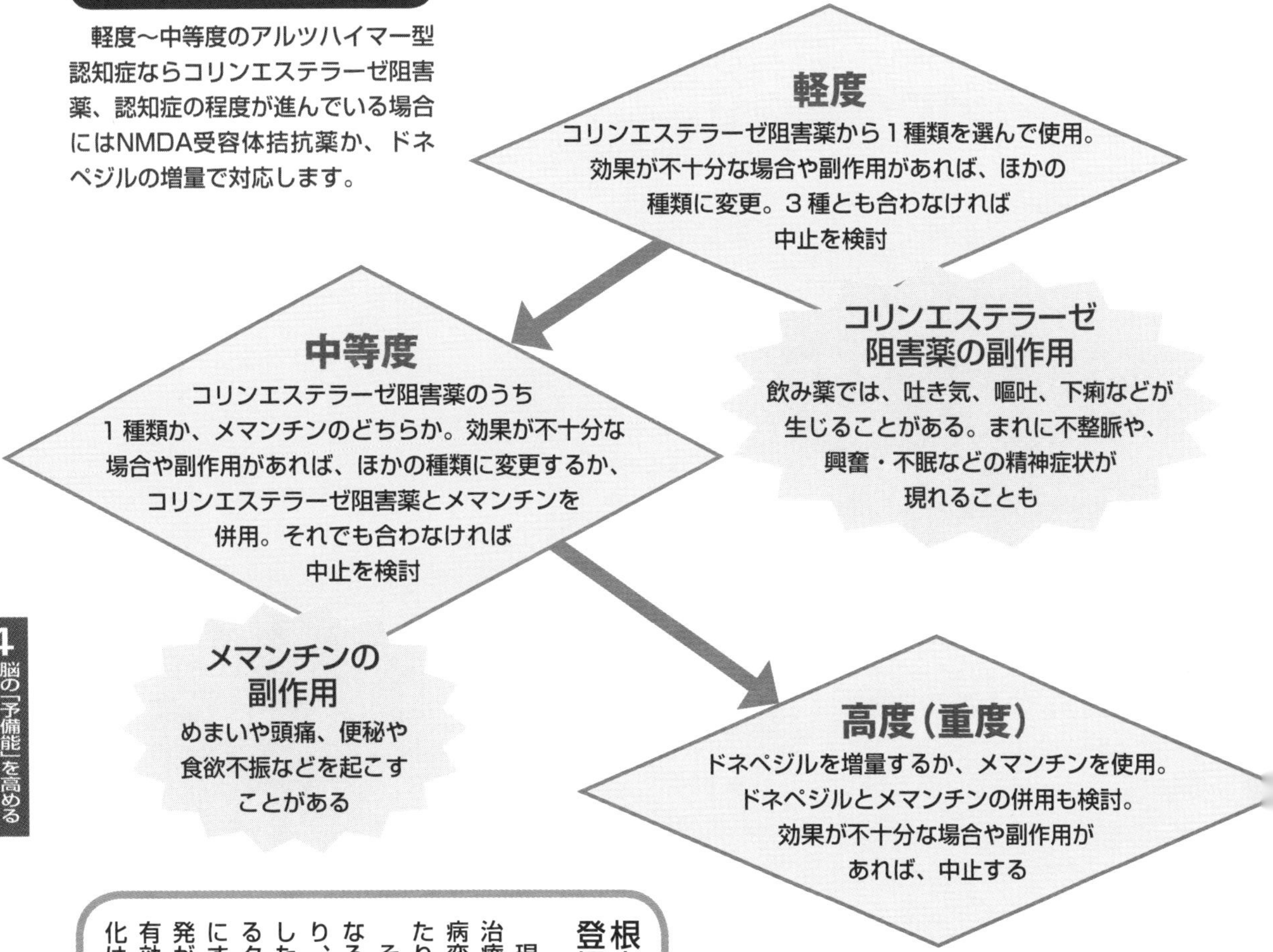

軽度
コリンエステラーゼ阻害薬から１種類を選んで使用。効果が不十分な場合や副作用があれば、ほかの種類に変更。３種とも合わなければ中止を検討

中等度
コリンエステラーゼ阻害薬のうち１種類か、メマンチンのどちらか。効果が不十分な場合や副作用があれば、ほかの種類に変更するか、コリンエステラーゼ阻害薬とメマンチンを併用。それでも合わなければ中止を検討

高度（重度）
ドネペジルを増量するか、メマンチンを使用。ドネペジルとメマンチンの併用も検討。効果が不十分な場合や副作用があれば、中止する

コリンエステラーゼ阻害薬の副作用
飲み薬では、吐き気、嘔吐、下痢などが生じることがある。まれに不整脈や、興奮・不眠などの精神症状が現れることも

メマンチンの副作用
めまいや頭痛、便秘や食欲不振などを起こすことがある

アルツハイマー病の進行とともに効果を得にくくなった場合には、薬の用量を増やしたり、種類を変えたり、併用したりすることもあります。

根本的な治療薬は登場する？

現在、使用されている認知症の治療薬には、アルツハイマー病の病変そのものを防いだり、治療したりする働きはありません。

そこで、そもそものきっかけとなるアミロイドβの沈着を防いだり、沈着したアミロイドβを溶かしたり、神経細胞の死滅につながるタウたんぱくがたまらないようにすることを目指して、新薬の開発が進められてきました。しかし、有効性不足や副作用により、実用化は足踏みの状態です。

薬物療法③

「その他の薬」も合わせて種類や量の調整を

アルツハイマー病の治療薬以外にも、多くの薬を処方されていませんか？ 薬について困っていること、疑問に感じていることがあれば、医師に率直に相談してみましょう。

高齢になると起こりやすいこと

アルツハイマー病の治療薬を使っている人の多くは高齢者です。認知機能の低下以外にもあちこちに不具合をかかえ、処方される薬が増えがちで、その分、困ったことも起きやすくなります。

多剤併用・長期使用になりやすい

認知症の治療薬のほか、生活習慣病をはじめとする持病の治療薬や、困っている症状を抑える薬など、複数の薬を長期的に併用するようになりがちです。

薬の管理が難しい

飲み忘れや、飲んだことを忘れて過剰に飲んでしまうなど、処方どおりに飲めないことも。

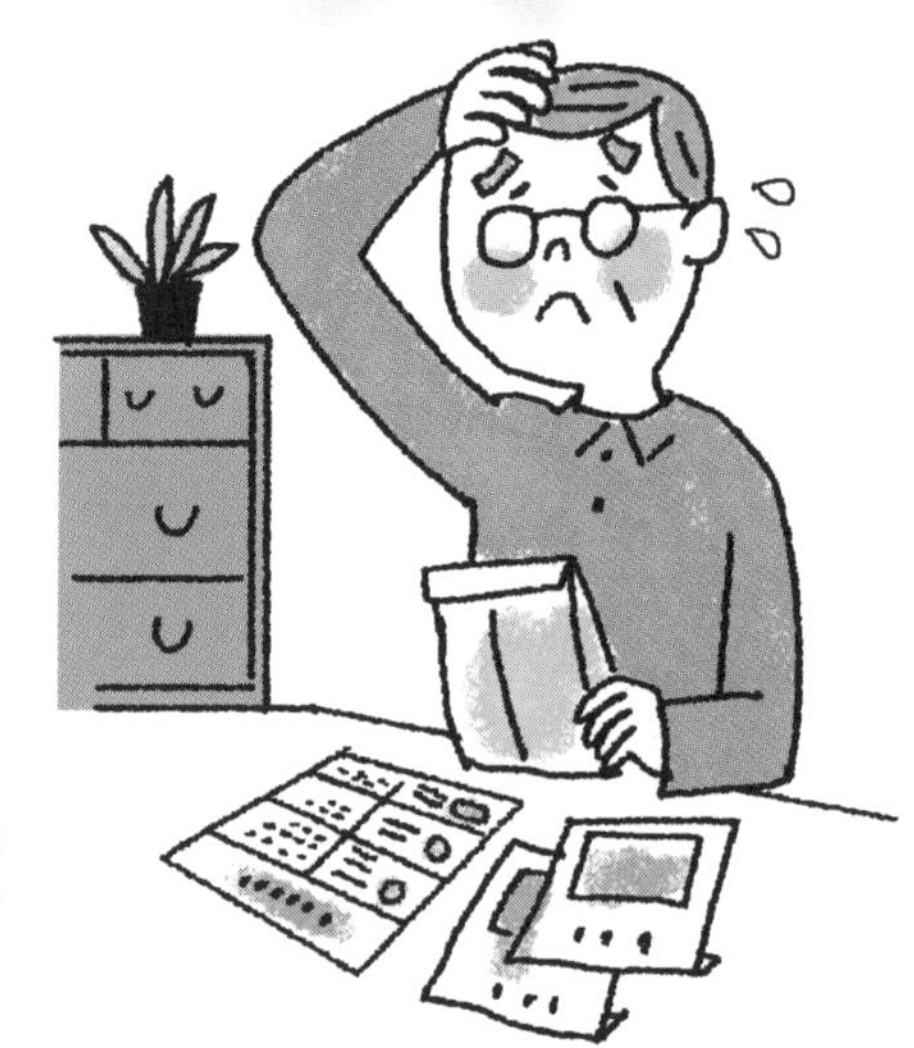

認知機能の低下とともに、処方どおりの服用はますます難しくなっていく

認知機能の低下が進むことも

服用している薬の影響で、認知機能の障害が強まることもあります。鎮痛薬、抗うつ薬、抗腫瘍薬や一部の降圧薬、消化器病の治療薬や抗アレルギー薬など、あらゆる薬にその可能性があります。

薬が効きすぎる・副作用が出やすくなる

代謝・排泄する機能の衰えなどにより、薬の成分が長く体内にとどまりやすくなります。薬の効果が強く現れすぎたり、副作用が出やすくなったりするおそれがあります。

現状に合わせた調整が必要

何年も同じ薬を飲んでいるということも多いでしょう。ただ、体の状態は加齢とともに変化していきます。薬の種類や用量を見直したほうがよいこともあります。

医師に現状を伝える

処方どおりに服用しようとしても難しいこと、処方どおりに飲んでいるのに調子が悪いことなど、率直に伝えましょう。

いくつもの診療科にかかっている場合などは、他科でどんな薬を処方されているかきちんと伝えたうえで、適宜、調整してもらうことが必要です。

できるだけシンプルな処方に変えてもらう

薬の種類や服用回数を減らすことができないか、医師に相談を。

飲みまちがいをなくす

認知機能の低下が進んでいる場合、本人だけできちんと服薬しようとしても、なかなかうまくいきません。身近な人もいっしょに、服薬管理に取り組みましょう。

小分けにして管理

壁掛け式の「お薬カレンダー」やピルケースなどを利用し、1回に服用する薬を小分けしておくとよいでしょう。

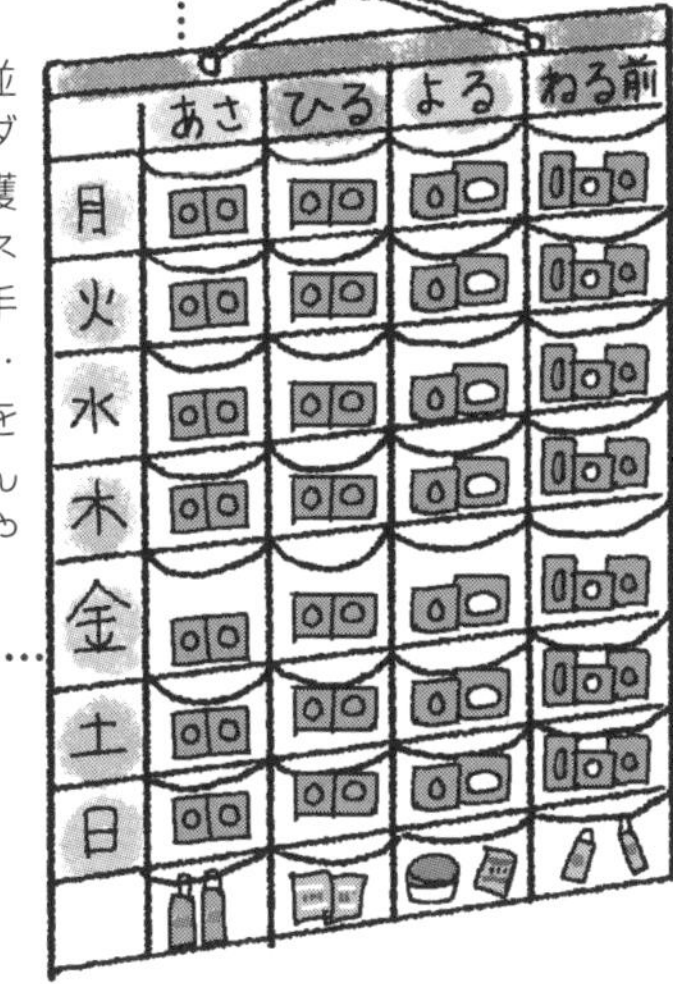

小さなポケットが並んだ「お薬カレンダー」は、薬局や介護用品店、インターネット通販などで入手できる。朝・昼・晩・寝る前に分けて薬を入れておけば、飲んだかどうか確認しやすい

服薬は必要最低限にとどめたほうがよい

各種の治療薬には高い効果がある半面、使い方によっては効果を打ち消すような事態が生じるおそれもあります。高齢者の場合、多剤併用になりやすいことや、薬の成分が体にとどまりやすくなることなどから、ますますそうした傾向が強まります。

かといって、これまで使ってきた薬をむやみに中止すれば、心身の状態が急激に悪化してしまうおそれもあります。どんなことで困っているのか、具体的に医師に告げ、他科で処方されている薬についてもすべて伝えたうえで、適宜調整をしてもらいましょう。

また、うつ状態や不安、興奮など、認知機能の低下に伴って現れることがある二次的な症状に対しては、薬を使わない方法での対応を優先させ、どうしても必要な場合にだけ、薬を使うといった姿勢も重要です（ＢＰＳＤ→Ｐ90）。

非薬物療法

「脳のリハビリ」で脳の予備能を高める

薬以外の方法で、認知機能の改善や、不安、抑うつなどの症状の緩和をはかる取り組みは、まとめて非薬物療法といわれます。残された機能を高める「脳のリハビリ」ともいえます。

非薬物療法としておこなわれていること

各種の非薬物療法は、脳のリハビリテーションとして主に医療・介護の場で実践されていますが、家庭でも取り入れることができます。

運動療法

加齢とともに進みやすい身体機能の低下を防ぎ、日常生活を送るうえで必要な動作をしやすくするほか、認知機能を高める効果も期待できます（→ P58）。

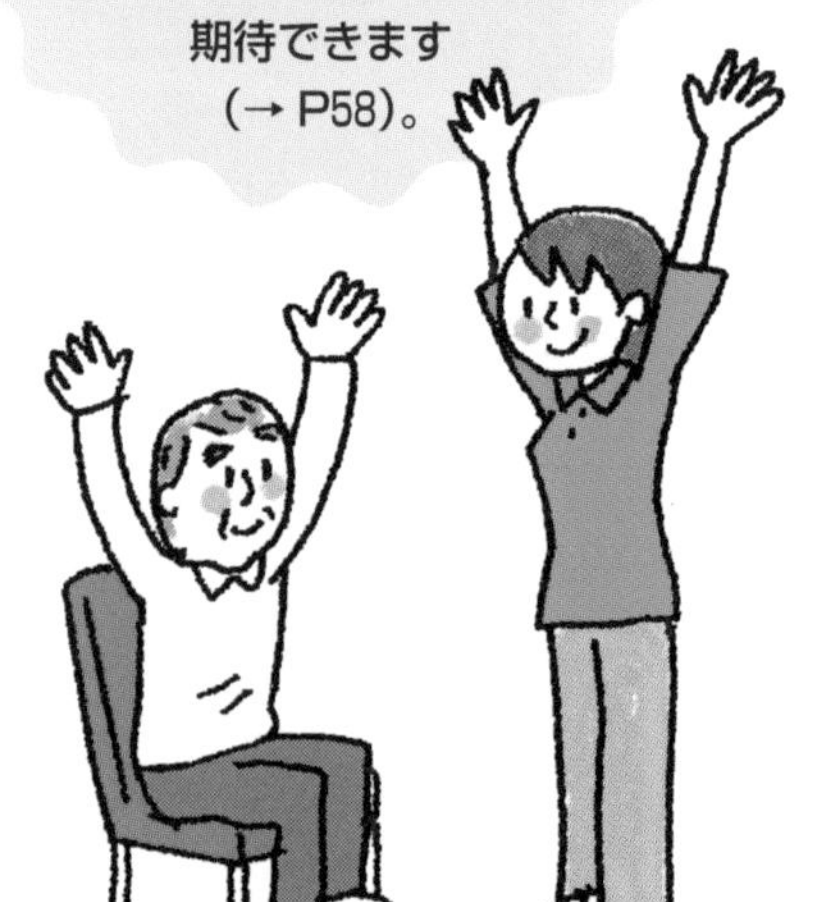

認知刺激（リアリティオリエンテーション）

認知機能の低下とともに失われやすい見当識（時間・場所・季節などの把握）をはじめ、認知機能の強化を目的にした活動や働きかけをしていきます。

外食しましょう

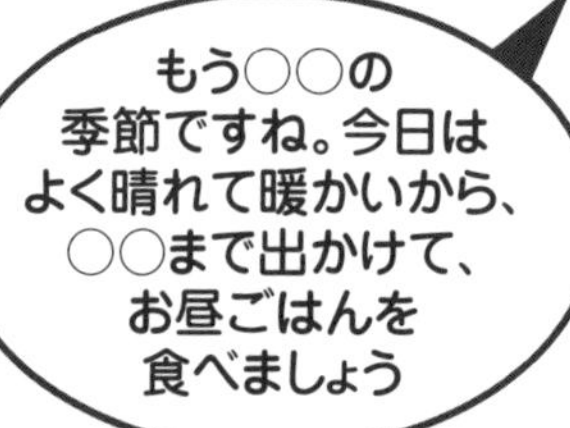

もう○○の季節ですね。今日はよく晴れて暖かいから、○○まで出かけて、お昼ごはんを食べましょう

日常的なコミュニケーションの中で、時間・場所・季節・天気などについて自然なかたちで伝えるようにするのも、認知刺激のひとつ

音楽療法

音楽を聴く、歌う、打楽器などで合奏する、音楽に合わせて体を動かすなど、さまざまなプログラムがあります。不安や抑うつなどの症状がやわらぐ可能性があります。

回想法

眠っている記憶を引き出す取り組みは「回想法」といわれます。新しいことは覚えられなくなっていても、昔の記憶は残っていることが多いもの。昔のことを聞く、話すといった活動を通じて、自尊心が高まったり、抑うつの改善につながったりすることが期待できます。

家庭でも取り組める。話の糸口を見つけよう

プログラム化された取り組みでなくとも、回想法と同様の効果が期待できます。

- 子どものころの思い出（住んでいたところ・よくした遊び・家族のこと・学校のことなど）
- これまでにした病気やケガについて
- どんな仕事をしていたか
- 恋愛・結婚について

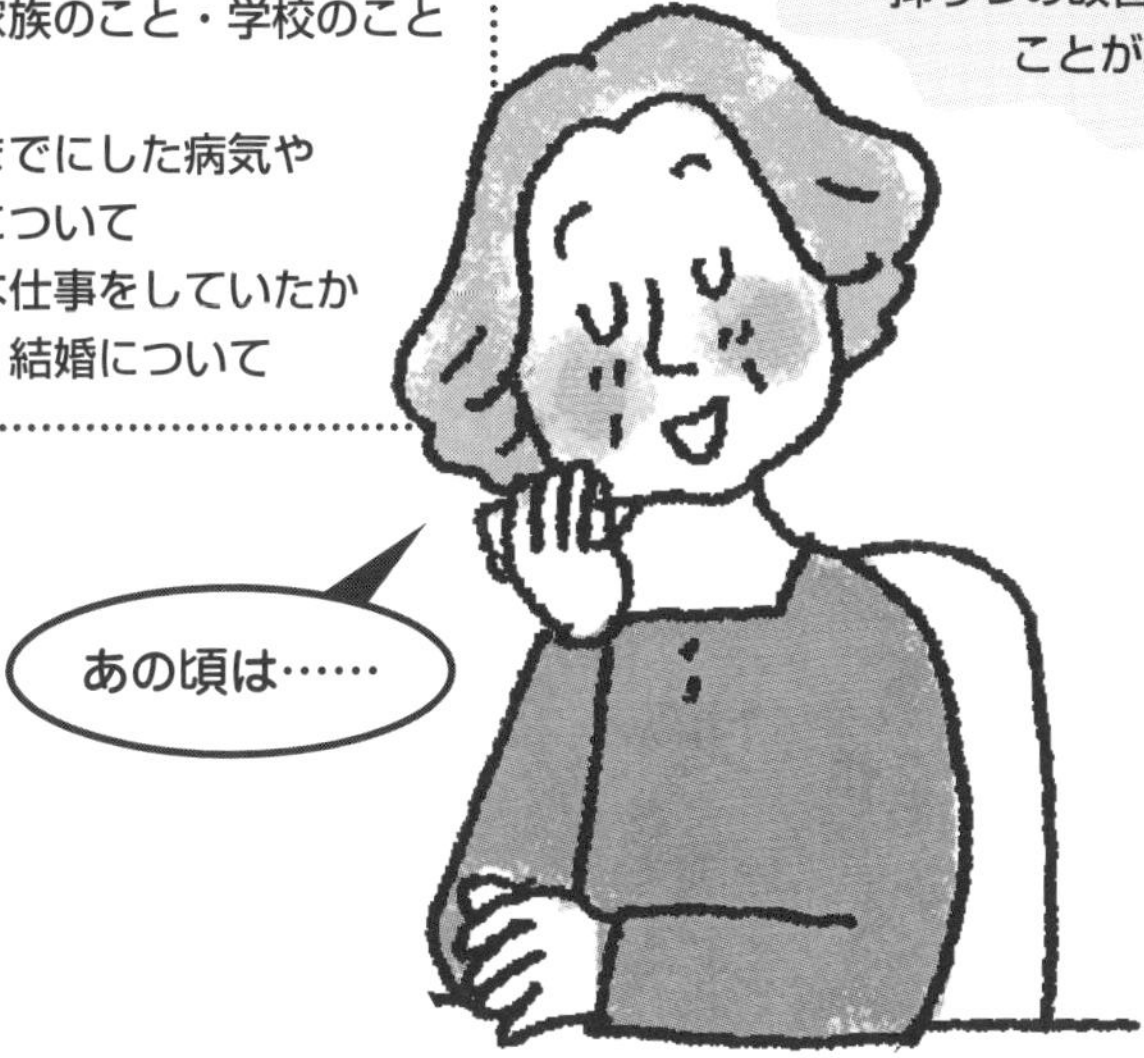

あの頃は……

楽しみながら取り組める方法がよい

障害を受けていない部位に働きかけ、残された機能を引き出し、高めるための取り組みはリハビリテーションといわれます。アルツハイマー病に対する非薬物療法は、脳のリハビリテーションを中心に進められます。

身近な家族ほど「認知機能の改善」を期待しがちですが、本人の充実感、幸福感を高めることも、非薬物療法の重要な目的です。本人が楽しんで取り組める方法を試していきましょう。

無理強いは禁物

ドリルなどを用いた「認知トレーニング」は、脳の予備能を高める効果が期待されます。

ただし、できなくなったことを無理に鍛えようとしても、なかなかうまくいきません。本人が進んで取り組んでいるならかまいませんが、周囲が無理強いするのは逆効果です。

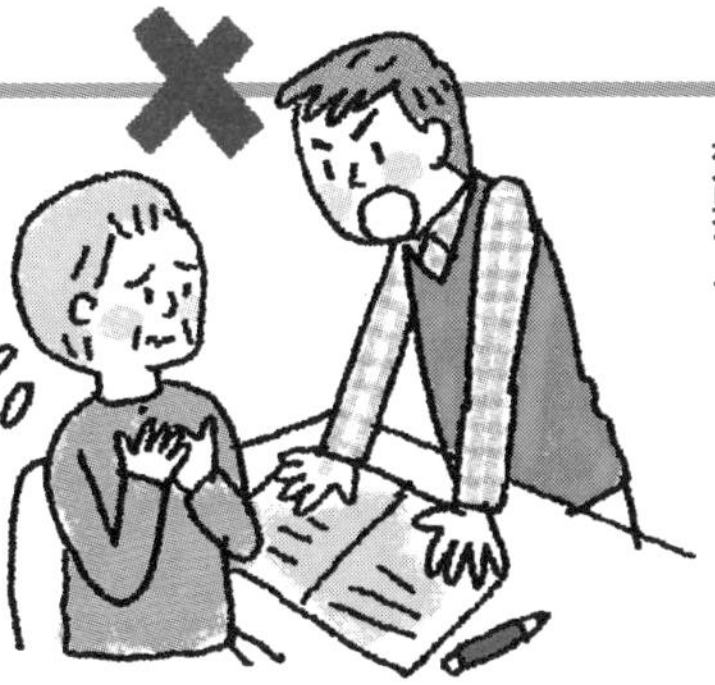

無理にトレーニングを強いると、むしろ状態を悪化させてしまう

COLUMN

超高齢者は「認知症」が多数派に

長寿国の日本ではだれもが認知症になる!?

九〇歳以上を超高齢者という場合がありますが、超高齢者やそれに近い年齢の人では、「認知症」と診断される人のほうが多いのが現状です。ということは、超高齢者には「認知症」の判定基準を別に設定する必要があるのかもしれません。たとえば「もの忘れ」を基準にするのではなく、一人で日常生活が送れるかなど「生活障害」の程度で判定するのも一案です。

一人ひとりが認知症の予防・治療に取り組むことは大切ですが、「人生一〇〇年時代」ともいわれる現代の日本では、「だれもが認知症になって当たり前」という前提で、生活を組み立てていく必要もあります。

地域の中でのつながりが大切

高齢になれば、認知機能の低下があってもなくても、日々の生活でサポートを必要とすることは出てきます。認知機能の低下がある場合には、必要度はさらに増します。

核家族化が進む今、そのすべてを「家族」が担うことは難しい場合も少なくありません。住み慣れた地域で暮らし続けるためには、助け合える近隣の仲間、信頼できる人とのつながりを増やしていくことが、なによりも重要といえるでしょう。

▼認知機能が低下するとより必要になることの例

- ●服薬管理
- ●お金の管理
- ●電話・手紙のやりとり
- ●外出時のつきそい
- ●医師から説明を受けるときのつきそい
- ●相続関連の相談・手続き
- ●生活トラブルの相談・解決

（東京都健康長寿医療センター「平成 28・29 年度　認知症とともに暮らせる社会に向けた地域ケアモデル事業報告書」による）

この先も穏やかに暮らしていくために

認知機能の低下が進んでくると、
生活のさまざまな場面で、周囲の人の助けが必要になります。
本人も、家族も不安なく、安心して暮らしていくために、
しっかりサポートを受けられる環境を整えていきましょう。

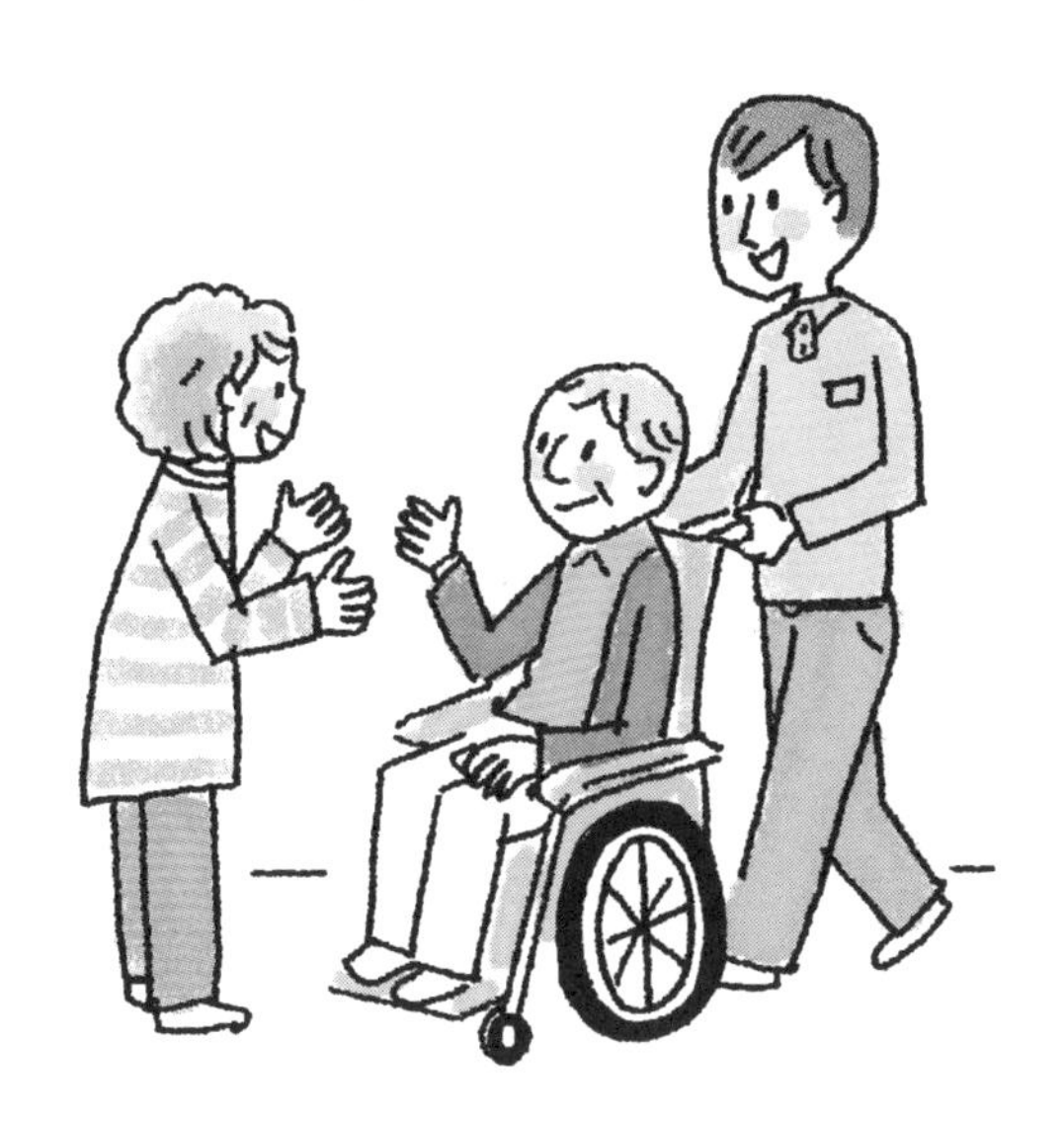

ケース例
Eさんの場合

進行したアルツハイマー病。この先どうなるの!?

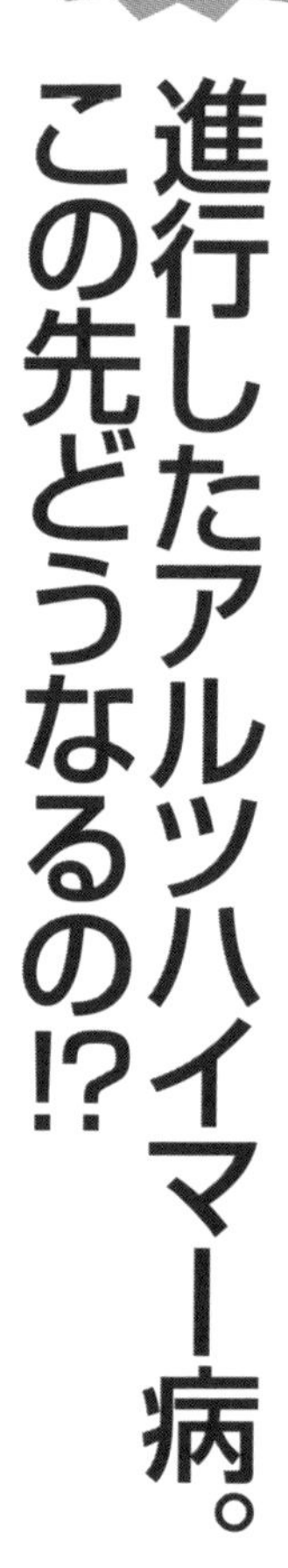

1 5年前に「アルツハイマー型認知症」と診断された80代後半のEさん（男性）。治療薬も使っていますが、最近、認知機能の衰えが目立ち始めています。

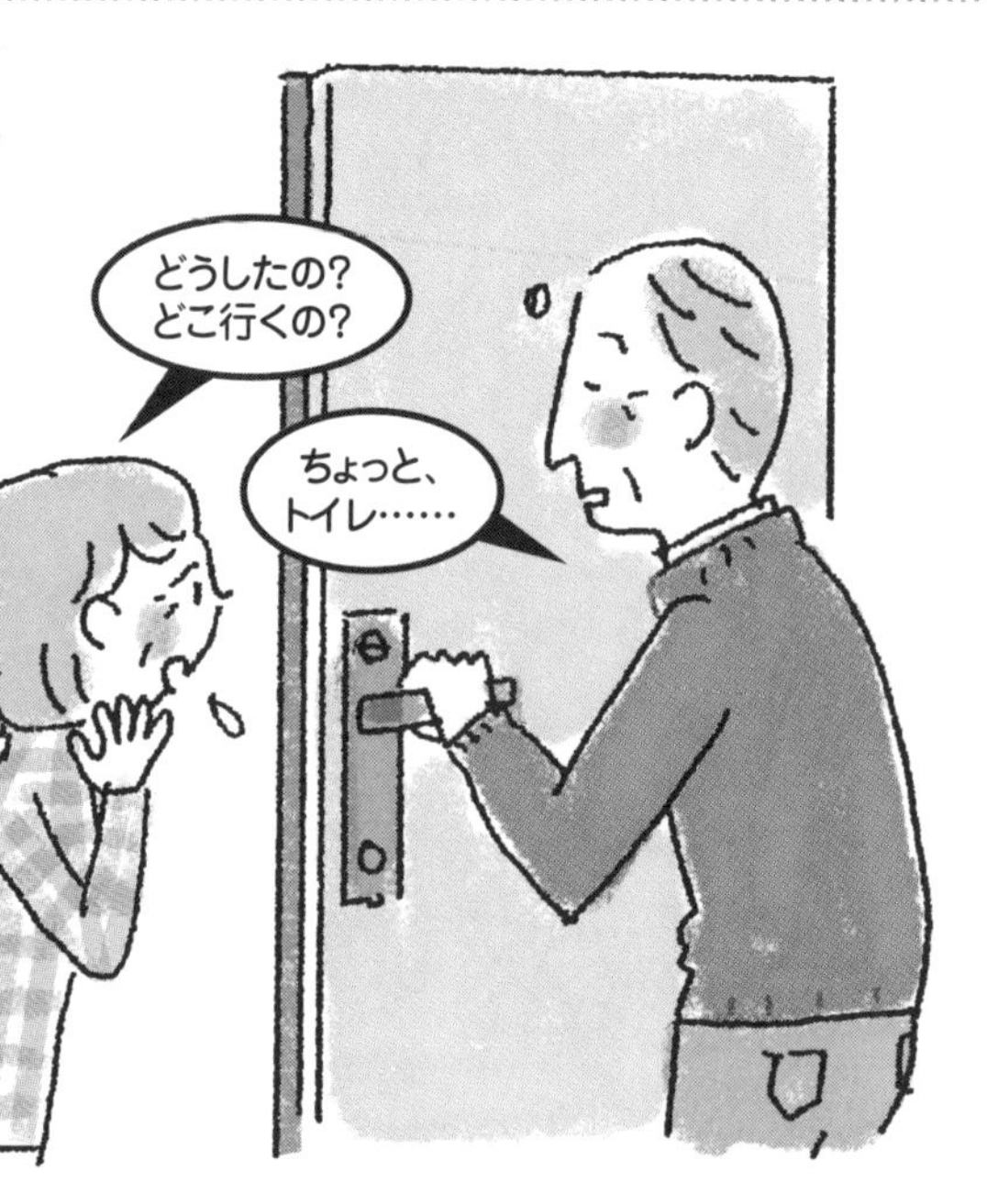

どうしたの？
どこ行くの？
ちょっと、トイレ……
そっちは玄関よ！トイレはあっち！

2 同居している妻は、「これ以上ひどくならないように、できるだけの治療を受けたい」と考えているのですが、医師からは、治療には限界があるといわれています。

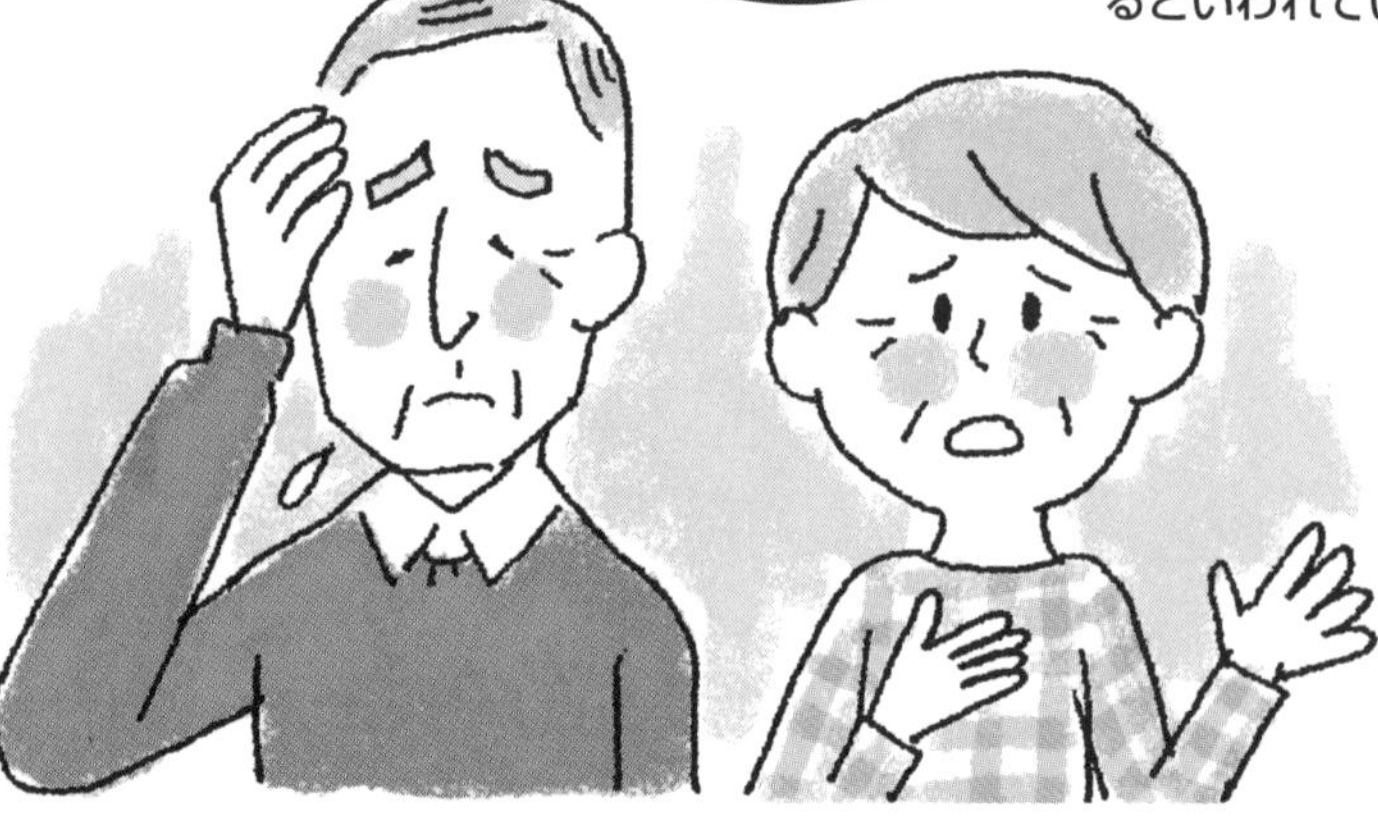

薬の量を増やすより、介護サービスの利用を増やしていくほうがいいですね

3 遠方に住む子どもがときどき連絡をくれますが、同居する者の気持ちを理解しているようには思えません。

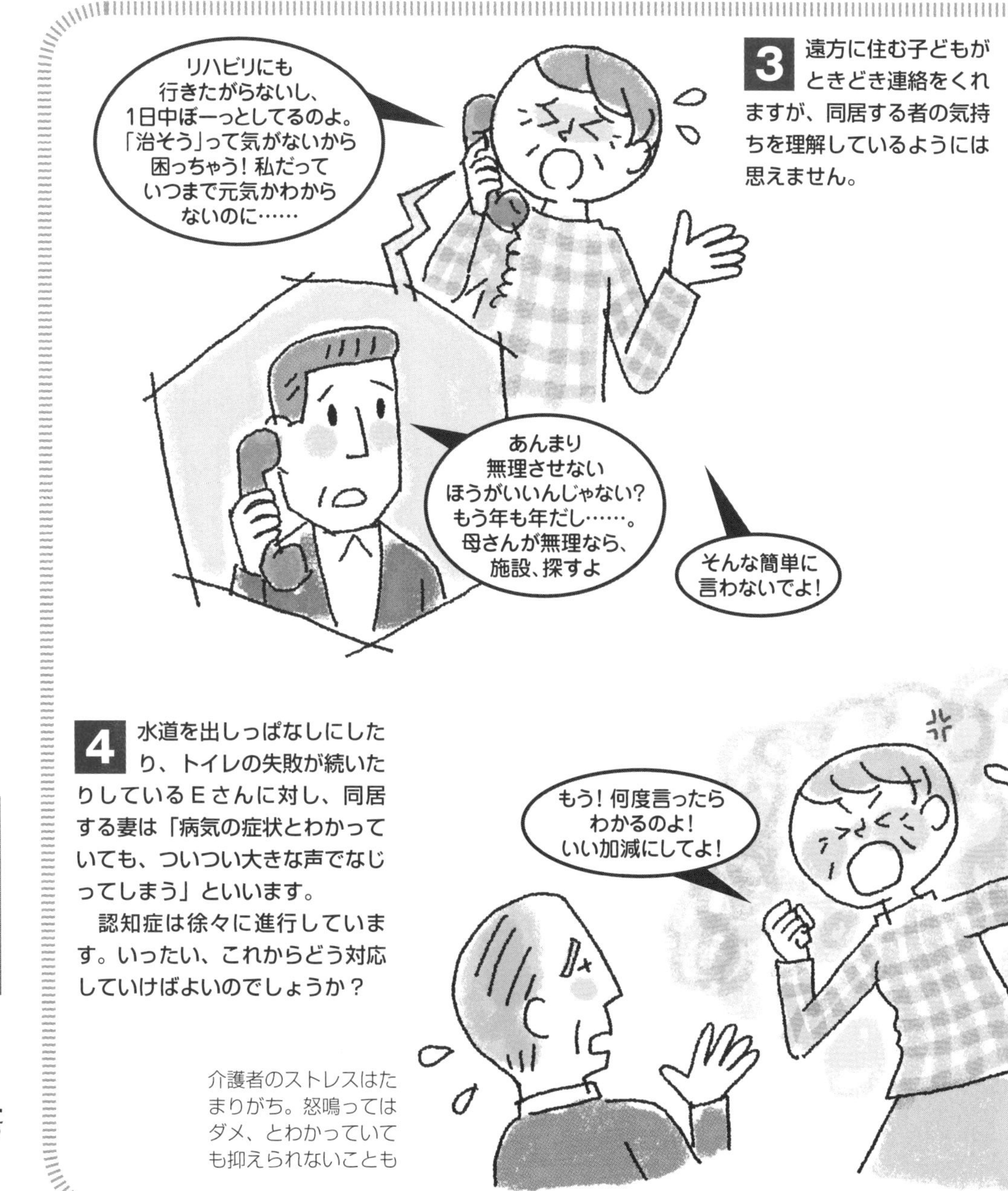

リハビリにも
行きたがらないし、
1日中ぼーっとしてるのよ。
「治そう」って気がないから
困っちゃう！ 私だって
いつまで元気かわから
ないのに……
あんまり
無理させない
ほうがいいんじゃない？
もう年も年だし……。
母さんが無理なら、
施設、探すよ
そんな簡単に
言わないでよ！

4 水道を出しっぱなしにしたり、トイレの失敗が続いたりしているＥさんに対し、同居する妻は「病気の症状とわかっていても、ついつい大きな声でなじってしまう」といいます。

認知症は徐々に進行しています。いったい、これからどう対応していけばよいのでしょうか？

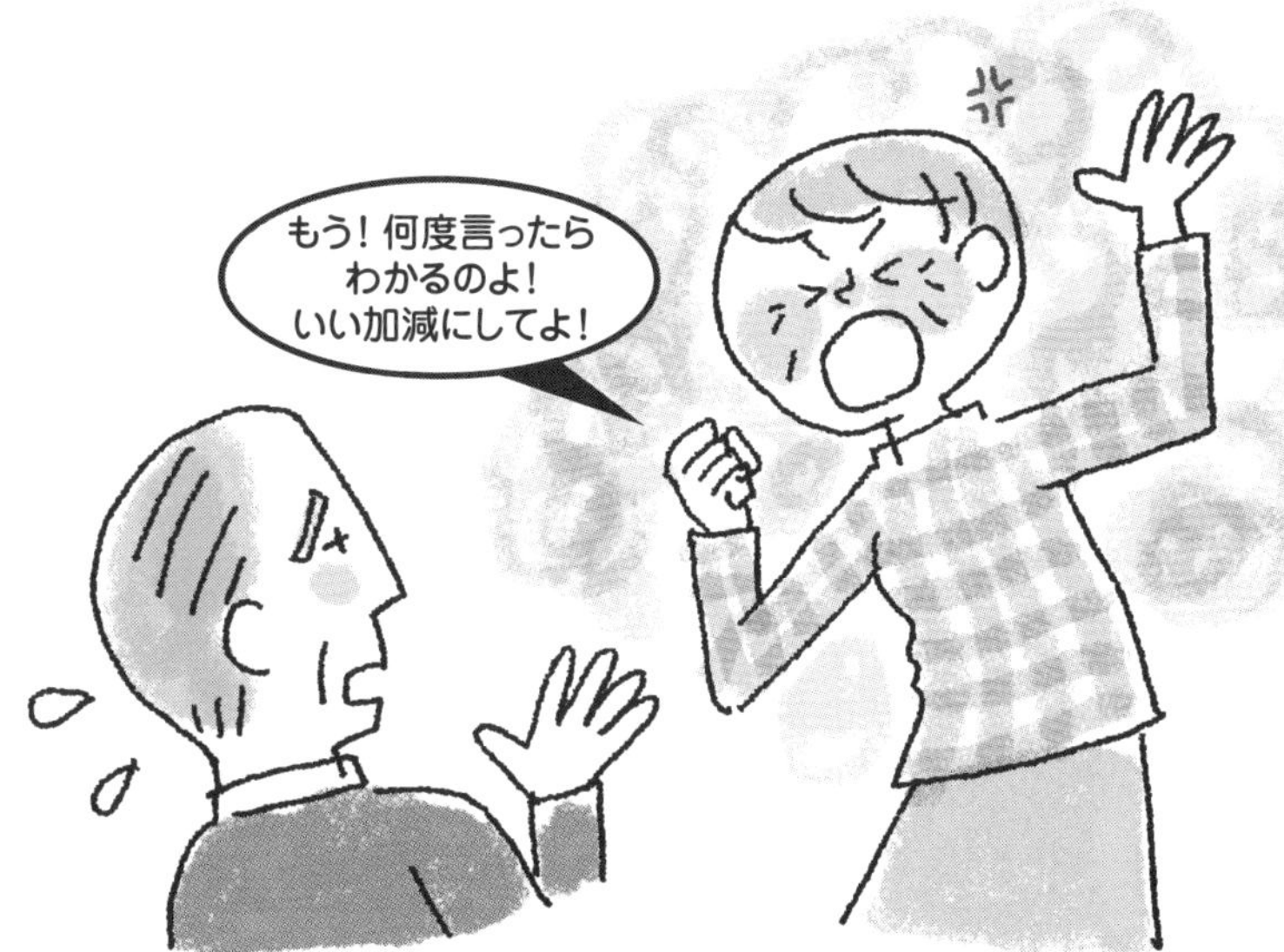

もう！ 何度言ったら
わかるのよ！
いい加減にしてよ！

介護者のストレスはたまりがち。怒鳴ってはダメ、とわかっていても抑えられないことも

これからの見通し

進行とともに「介護」の比重が高まっていく

適切な治療・対応を続けていても、アルツハイマー病の進行を完全に止めることはできません。発症からの時間が長くなるにつれ、より手厚い介護が必要になっていきます。

「家族だけ」でかかえこまないで

アルツハイマー病によるＭＣＩ（軽度認知障害）、あるいは軽度のアルツハイマー型認知症の段階であれば、身の回りのことはほとんど自分でできます。認知機能の改善・維持を目指し、治療を開始・継続していきましょう。

認知機能障害の程度が進めば、移動・排泄・食事・更衣・洗面・入浴など日常生活動作（ＡＤＬ）にも支障が生じるようになり、周囲のサポートが必要になる場面も増えてくるでしょう。家族だけでかかえこもうとすると、どうしても無理が生じます。介護サービスなども上手に利用していきましょう。

支える側の連携が大切

認知症になっても、住み慣れた地域で自分らしく暮らし続けられる社会を目指す、という国としての方針のもと、地域の医療・介護連携が進んでいます。

連携をはかるうえで、家族、およびケアマネジャー（→ P88）が重要な役目を果たします。

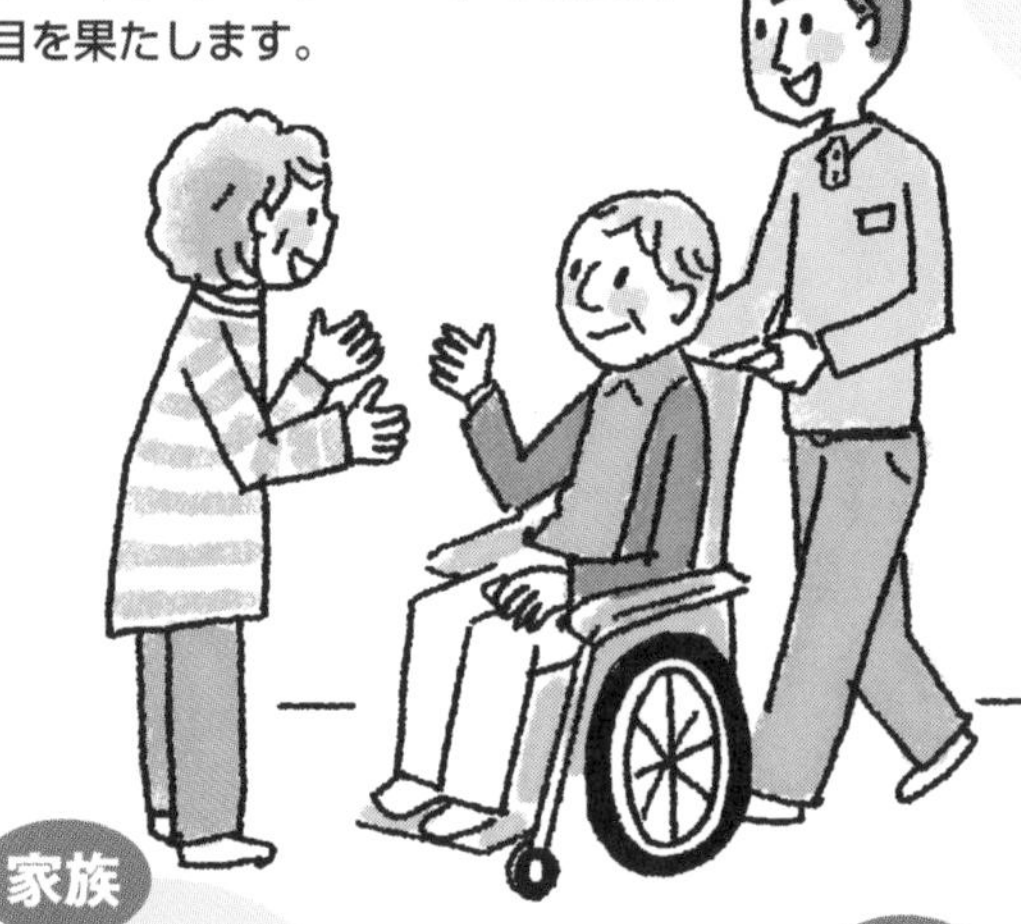
介護
暮らしに必要なサービスを提供する
ケアマネジャー、介護ヘルパー、利用する施設のスタッフなど
家族
生活を支える
同居、あるいは近くに住む人ほど役割は大きい
医療
認知機能の低下や心身の不調に対する治療をおこなう
認知症の治療医、持病の治療医など

状態に合わせて対応を考える

進行とともに、介助（手助け）が必要な場面は増えていくにせよ、すぐに手厚い介護が必要になるわけではありません。先回りしすぎず、状態の変化をみながら対応を考えていきましょう。

▼認知機能障害の程度と介助の必要性

軽度 ほとんど介助は必要ない
■記憶障害はみられるが、日常生活に大きな不便はない
■本人は認知機能の低下を自覚しているため、不安が強い
■周囲の人は本人の不安をあおらず、さりげないサポートを心がける

中等度 介助が必要な場面が増える
■生活するうえで介助が必要になることが増えていくが、通常、食事やトイレの使用は自分でできる
■介護保険を上手に利用し、どんな介助が必要か、ケアマネジャーに相談しながら対応を考えていく

高度（重度） 日常生活動作のほとんどに、全面的な介助が必要
■運動機能の低下が目立ち、体調を崩しやすくなる
■自宅での介護が難しくなっていくことも。家族自身が納得できる最期を迎えられるように考えていく

「認知症カフェ」に出かけてみよう

認知症の人や、家族、介護にかかわる人などの交流の場として、「認知症カフェ」が開かれる地域が増えています。市町村やNPO法人、社会福祉法人、医療機関、家族会などが主催し、イベントとして定期的に開催されるのが一般的です。

地域包括支援センター（↓P89）などに問い合わせれば、お住まいの地域での開催情報が入手できます。一度、顔を出してみるとよいでしょう。

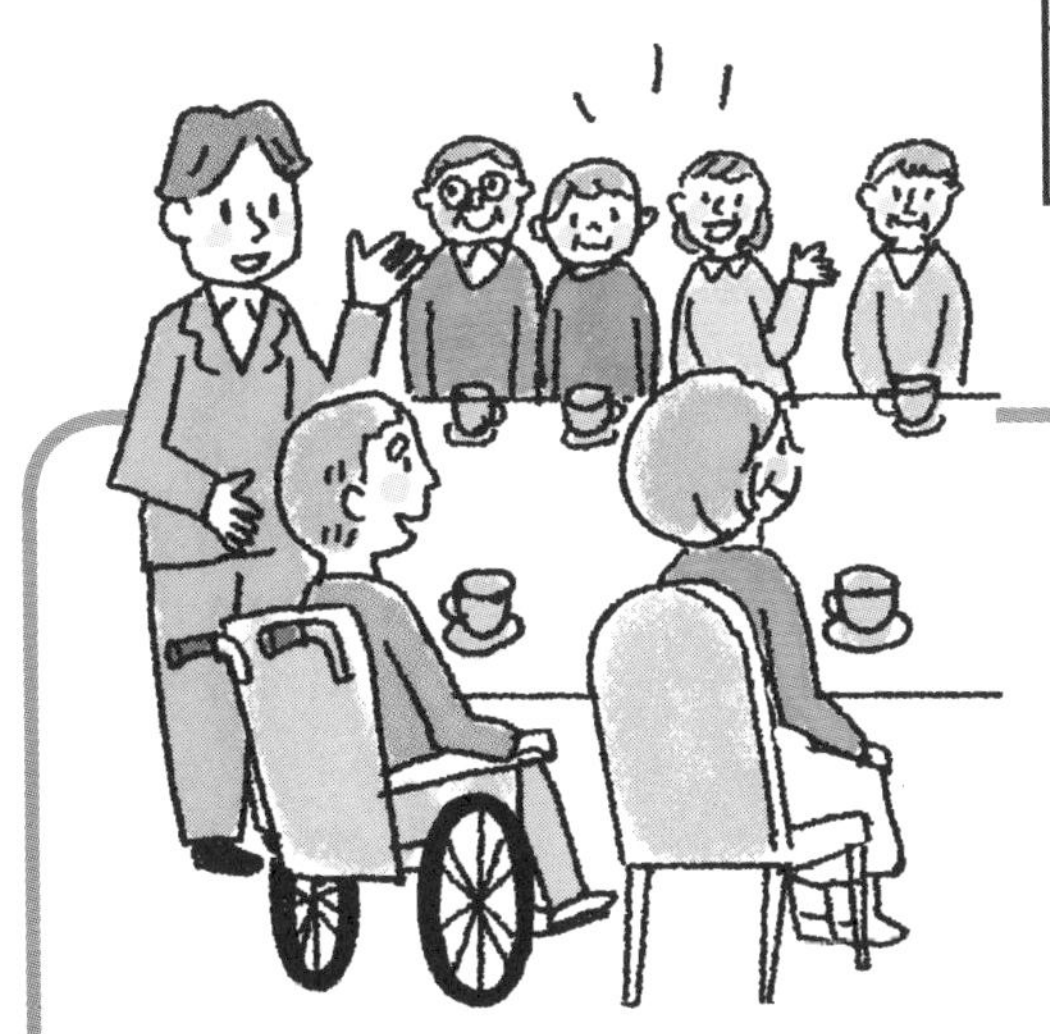

参加費がかかることもあるが、数百円程度。地域内のつながりを増やすきっかけになる

地域で支える

利用できる制度や相談先はいろいろある

どんなときに、どんなサポートが受けられるのかを知っておくことで、これから先のことへの不安は大きく減らせます。まずは地域包括支援センターなどで相談してみましょう。

公的な制度を上手に利用していく

介護保険制度のほか、さまざまな制度が用意されています。

介護保険制度

市区町村より「要介護認定」を受けた人が、各種の介護サービスを受けられる制度です。認定の区分に応じて１ヵ月の支給限度額が決まり、その範囲内であれば利用料の自己負担額は１～３割になります。

早い段階から積極的に活用しよう

これから先の生活を成り立たせるうえで、介護保険制度の利用は必須です。アルツハイマー病の場合、四〇歳以上であれば認定を受けたうえで介護保険のサービスを受けることが可能です。

▼利用までの流れ

相談 市区町村の介護保険担当窓口または地域包括支援センターへ

↓

申請 市区町村の担当窓口へ

↓

調査 訪問調査が実施される。市区町村の依頼で主治医は意見書を提出する

↓

認定 要支援・要介護と認定されれば介護保険制度を利用できる

立ち上がりや歩行、排泄や入浴、衣類の着脱、食事など、日常生活の基本動作にどの程度介助が必要かをみて認定の区分が決められる

要支援（1･2） 日常生活にほぼ支障はないが、一部、支援が必要なこともある状態。要介護に進まないようにするための「介護予防サービス」が受けられる

要介護（1～5） 5段階に分けられ、「介護サービス」が受けられる

↓

ケアプランの作成

要支援の場合は地域包括支援センター、要介護の場合は居宅介護支援事業所などにいるケアマネジャー（介護支援専門員）が利用者の要望などを取り入れながら原案をつくる

↓

サービス提供事業者と契約・サービスの利用開始

認知機能の低下はあっても自立した生活が送れており、「非該当」と認定された場合、介護保険は利用できませんが、市区町村がおこなっている「総合事業（介護予防・日常生活支援総合事業）」などは利用可能です。

その他の制度
生活するうえで欠かせないお金のやりくりをするうえで、役立つ制度もあります。

生活資金の確保
年金（障害年金・老齢年金など）制度、生活保護制度など

医療費や介護費の助成
自立支援医療（精神通院医療）、精神障害者保健福祉手帳、特別障害者手当など

資産管理
成年後見制度など

地域包括支援センターは身近な相談先

介護保険制度自体は市区町村が運営していますが、どのような支援が受けられるかなど、総合的な相談は、役所以外でも受けつけています。とくに地域包括支援センターは、全国で5000ヵ所ほど設置されている身近な相談先といえます。

地域包括支援センター
高齢者の介護・医療・福祉に関する総合的な相談窓口

認知症疾患医療センター
専門的な知識をもつスタッフが医療相談に応じている

家族会
全国規模の「公益社団法人認知症の人と家族の会」など

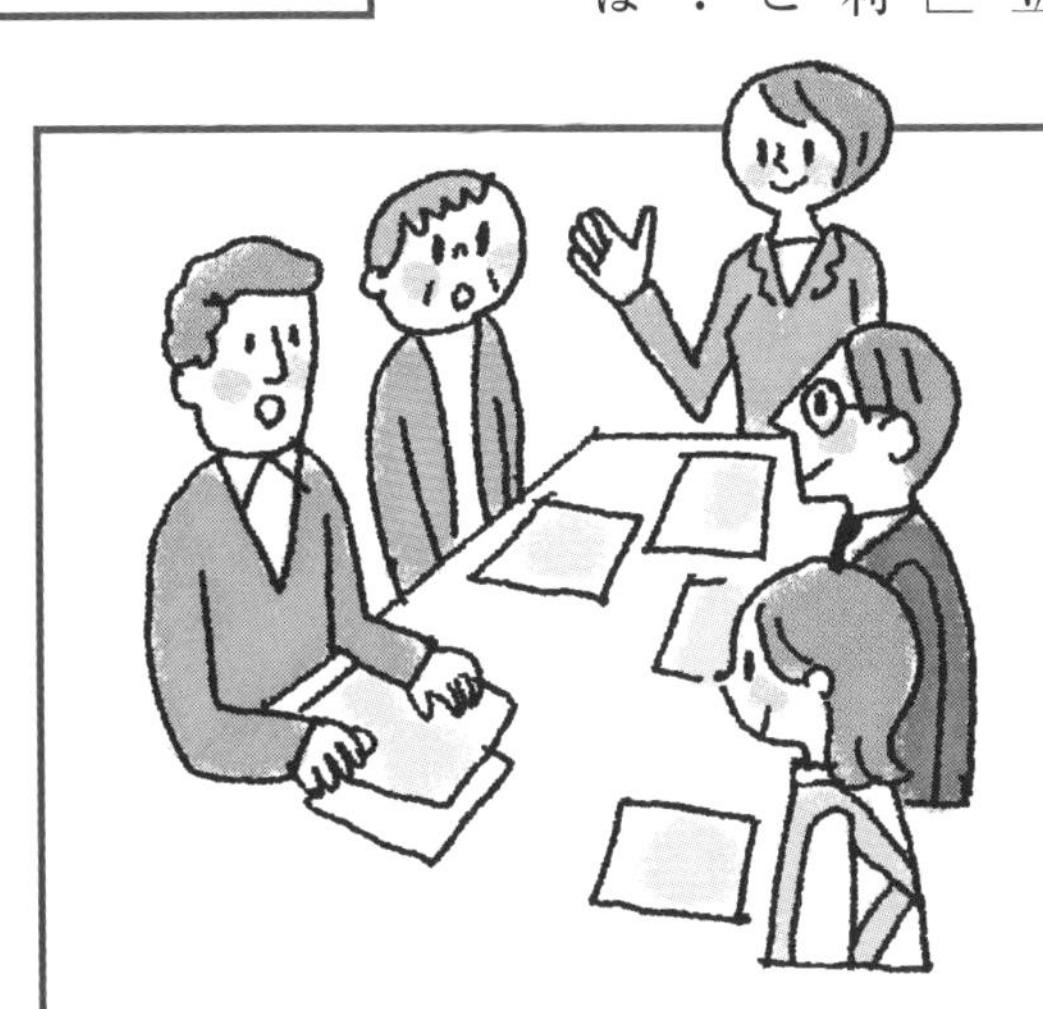

ケアプラン作成・変更時、要介護認定更新時などは、ケアマネジャー、利用者、家族、サービス提供事業者が参加する「担当者会議」が開かれる

▼介護保険が適用される基本的サービス

- 自宅に来てもらう（訪問介護など）
- 自宅から施設へ通ったり、一時的に泊まったりする（デイサービス・ショートステイなど）
- 施設などに入所する

症状を理解する

必ず起こる症状と個人差の大きい症状がある

アルツハイマー病に、妄想や徘徊などの症状はつきものと思われがちですが、必ずしもそうではありません。本質的な症状と、二次的な症状は分けてとらえておきましょう。

症状のタイプは2つに大別される

アルツハイマー病なら、必ず出てくる本質的な症状を「中核症状」、中核症状があるがゆえに生じるかもしれない二次的な症状をBPSD※（行動・心理症状）といいます。

中核症状は必ずみられる症状ですが、BPSDの現れ方は人によって大きく違います。

※ Behavioral and Psychological Symptoms of Dementia

中核症状

アルツハイマー病の本質的な症状。進行するとともに少しずつ、できないことが増えていく

記憶障害（→P12、32）／計算力障害（→P12）／失語（→P12）／実行機能障害（遂行機能障害ともいう→P12）／見当識障害（時間・場所・季節などを把握する力の低下→P12）／失認（五感で得た情報から状況を把握する力の低下）／失行（体は動かせるが、慣れているはずの動作ができなくなる）など

行動・心理症状（BPSD）

中核症状を背景に二次的に現れる行動面、心理面の症状。個人差が大きい

妄想・幻覚が出てくる／興奮しやすい・すぐに怒る／うつ状態になる／不安・焦り・落ち着きがない／徘徊／意欲の低下・無関心（アパシー）など

中核症状だけしかみられないこともある

アルツハイマー病の本質的な症状は、認知機能が低下していくこと。「中核症状」といわれ、タイミングに差はあるにせよ、アルツハ

症状を強める・増やす要因

行動面、心理面の症状は、中核症状があることで生じる本人の不安や混乱が生み出すもの。不安・混乱が強ければ、その分、症状も強くなりがちです。

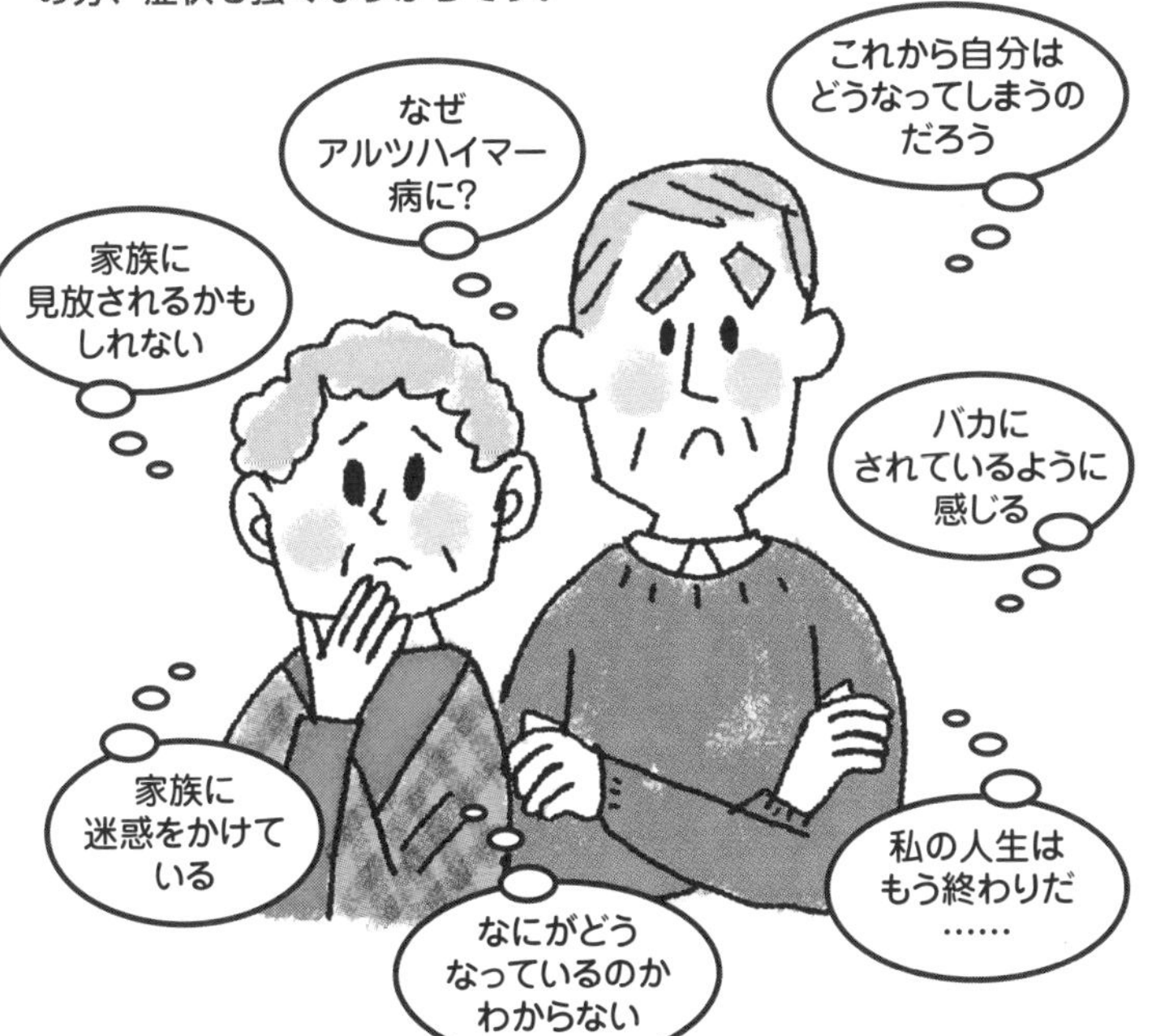
これから自分はどうなってしまうのだろう
なぜアルツハイマー病に?
家族に見放されるかもしれない
バカにされているように感じる
家族に迷惑をかけている
私の人生はもう終わりだ……
なにがどうなっているのかわからない

中核症状に対する不安や困惑

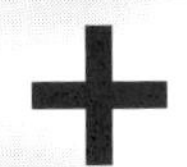

周囲の人の言動への反応

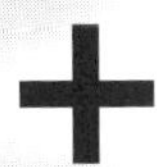

自分が理解していることと、目の前の現実との違いによる混乱

症状として現れる

イマー病であればいつかは必ず現れます。

一方、行動面、心理面で起こりやすい症状は「BPSD」といわれます。現れ方は人によって異なり、ほとんどみられない人もいます。周囲の人が中核症状を正しく理解し、いたずらに不安を増大させるようなことがなければ、BPSDの現れ方は、比較的穏やかなものになるでしょう。

非常に穏やかになることも

認知機能の低下が進むと、変わっていく自分に対する不安、死への恐怖、これまでかかえてきた葛藤や苦しみなども薄らいでいく傾向がみられます。

本人が自分の世界の中で穏やかに過ごし、なんの不安も感じていない状態を「多幸」といい、BPSDの一つとされています。周囲の支えと適切な対応で、こうした「幸福なBPSD」が生じることもあります。

接し方の基本①

「できないこと」を責めない。「できること」を奪わない

認知機能の低下が進むにつれ、できないことが少しずつ増えていきます。だからといって、なにもできなくなるわけではありません。できること・できないことの見極めが大切です。

たとえば……

今日の予定を忘れている

試さない

そもそも覚えていないことを問いただされても、いやな気持ちになるだけ

× 今日はなにがあるんだっけ? 思い出せない? 火曜日にいつも行っているところ!

○ 今日はデイケアに行く日だよ

穏やかにゆっくり、一つずつ声かけ

早口・大声・甲高い声で、次々に言われると混乱する

× 出かける前にトイレに行ってから着替えてね

○ トイレに行きましょう

着替えますよ

出かけますよ

叱らない・命令しない

本人にとって理不尽な叱責に、不安や不満が募りやすい

× なにやってるの! 着替える前にトイレに行って!

○ トイレはこっちだよ

「できないこと」は穏やかにサポートする

中核症状として現れる「できないこと」のいろいろは、励ましても、叱りつけてもできるようにはなりません。できないことを責められれば、本人の不安・不満が募るだけです。

プライドを傷つけるような接し方はしない

アルツハイマー病の中核症状が目立ち始める時期ほど、本人は「自分はダメになってしまった」「なにもできない」などと自信を失いがちです。

そんなとき、周囲の接し方は本人の状態を大きく左右します。できなくなっていることが増えても、

できることまで周囲がしなくていい

すべての認知機能が急激に失われるわけではなく、できることはたくさん残っています。「できないからやめる（やめさせる）」のではなく、「できることをする（してもらう）」という姿勢で、生活していきましょう。

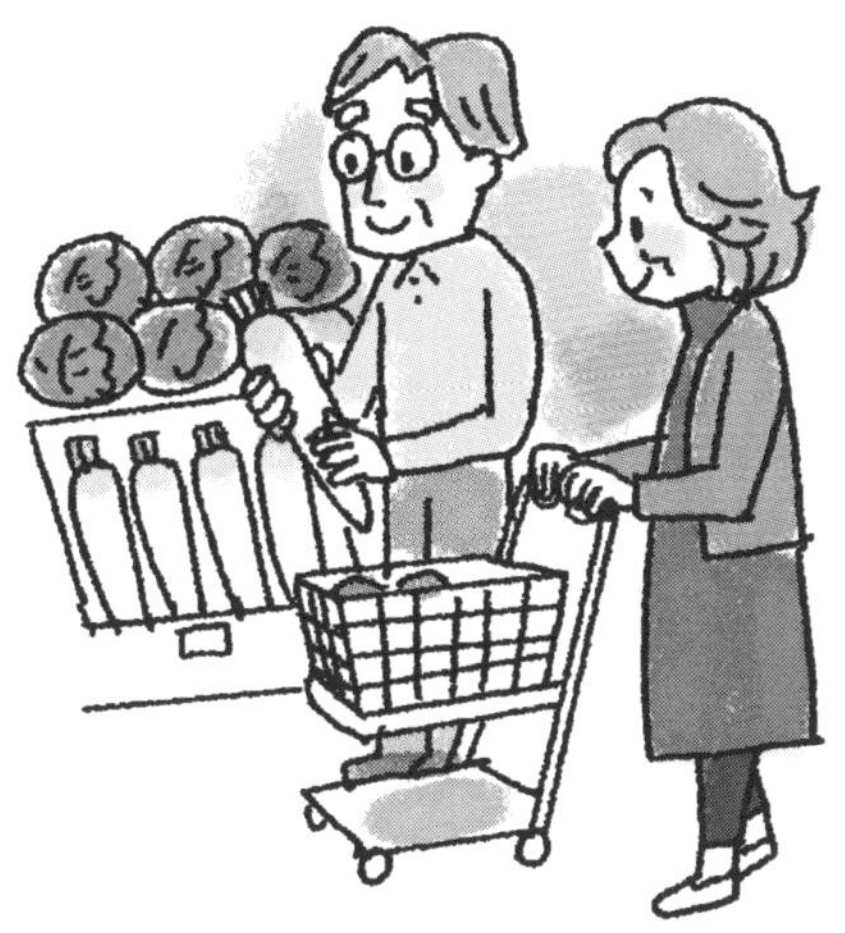

品定めや精算は難しくても、カートを押して歩くことができるなら、いっしょに買いものにも行こう

できなくなったこと	「できること」を踏まえた対応
ひとりで出かけると家に帰れなくなる	出先で楽しく過ごせるなら送迎する
調理がうまくできなくなった	食器洗いができるなら片付けを頼む
洗濯機の使い方がわからなくなった	洗濯物を取り込める、たためるならお願いする
季節に合った服が選べない	候補をあげて選んでもらう
複雑な話が理解できなくなった	「どうせわからない」とのけものにせず、要点を伝える
トイレの場所がわからなくなった	誘導すれば行けるなら、その方法を考える
着替えの順がわからなくなった	1つずつ渡して、自分で着替えてもらう

感情がなくなるわけではありません。試すような態度や、「どうせなにもできないから」とバカにしたような態度を示されたら、いやな気持ちになりますし、プライドが傷つけられたようにも感じます。二次的な症状が強まることにもなりかねません。

「できないことはできない」と割り切るとともに、「できること」を探しながら、接していきましょう。

運転免許証は「自主返納」を検討

自動車の運転に限っていえば、本人が「できる」と言っても、アルツハイマー型認知症と診断されている場合には、運転免許証の自主返納を検討してください。自主返納をした高齢者に対し、さまざまな特典を用意している自治体もあります。

現在、75歳以上の人に対しては運転免許更新時などに認知機能検査がおこなわれており、最終的には免許取り消しになることもあります。

接し方の基本②

「困った症状」は「困っている」ことの現れ

二次的に生じることのある行動・心理症状（ＢＰＳＤ）に対しては、なぜそうなるのか、本人の考えや気持ちの流れを推しはかり、接し方を工夫することがすすめられます。

「妄想」は否定も肯定もしないのが大原則

妄想のもとには事実とは違う思い込みがあります。その思い込みは「まちがいだ」と否定しても修正されず、かえって事態を悪化させがちです。

本人の訴えに対しては否定も肯定もせず、受容的・共感的な態度で耳を傾けるだけのほうが、落ち着きを取り戻しやすいでしょう。

与えたいのは安心感

周囲を困惑させる行動や症状がある場合、「大丈夫」「問題ない」と、安心感を与えられるような対応をくりかえすことが大切です。

▼もの盗られ妄想が起こる流れ

財布をどこかに置いたまま忘れてしまう

→ いつもの置き場にないが、自分にはまったく身に覚えがない

→ だれかに盗られた！

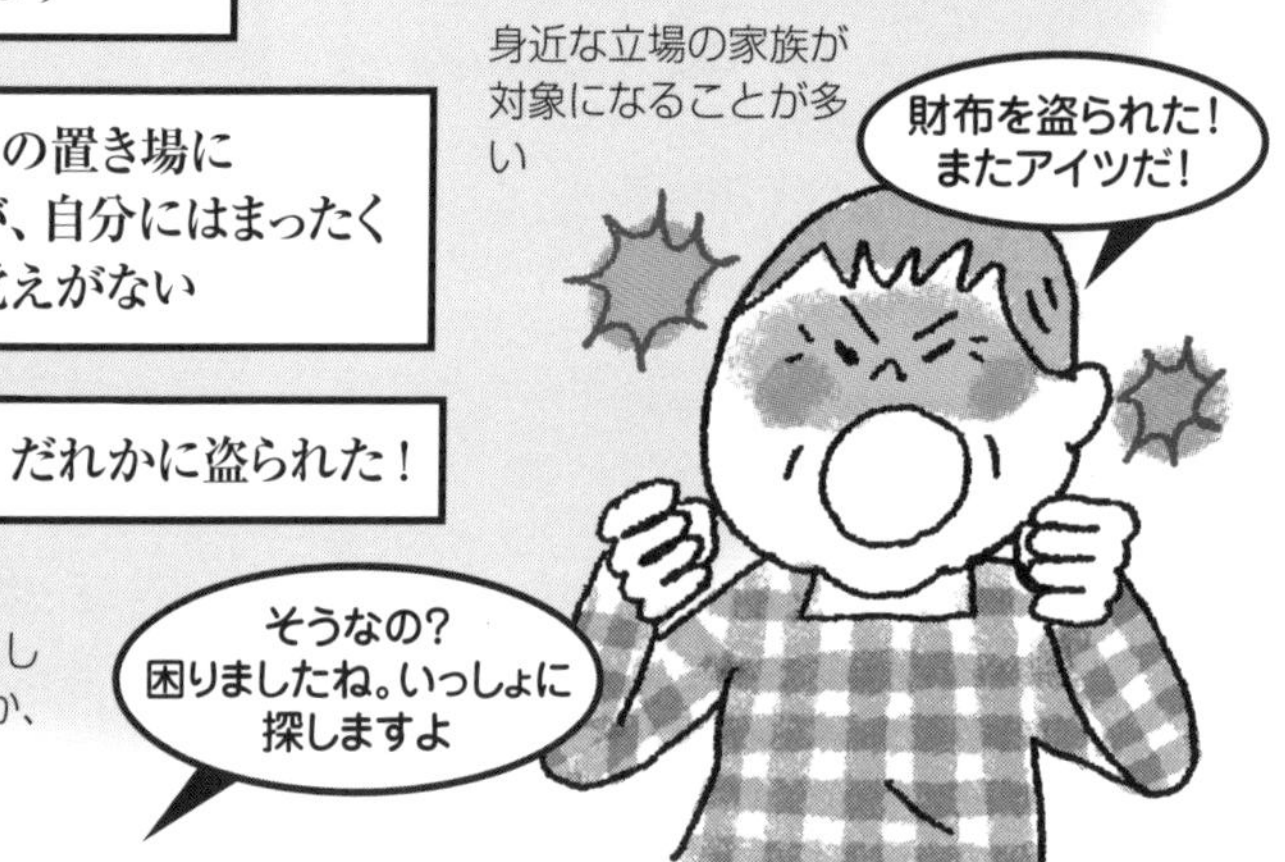

財布を盗られた！
またアイツだ！
そうなの？
困りましたね。いっしょに
探しますよ

身近な立場の家族が対象になることが多い

ふだんからどこにしまう傾向があるか、観察しておこう

不安が減れば落ち着くことも

身近な人が悩み、困ることは、認知機能の低下による中核症状より、それに付随して起こる行動・心理症状（ＢＰＳＤ）であることが多いといえます。本人にとってもよい状態ではありません。

周囲の人が「困った」と感じる行動や症状がある場合、本人も困っているのです。不安を減らし、安心感を得られるような接し方を心がけることで、症状が落ち着いてくることもあります。介護のプロに任せる時間を増やしてみるのもよいでしょう。それでも対応に苦慮するようなら、抗不安薬や抗うつ薬、抗精神病薬などを用いた薬物療法が検討されます。

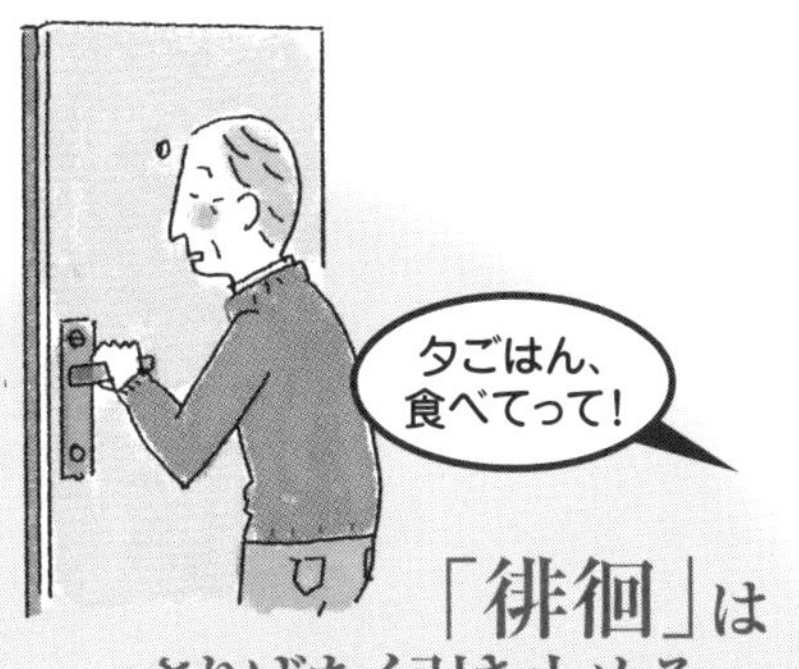
夕ごはん、
食べてって！

「キレやすさ」のもとにある不安・焦りをかき立てない

落ち着きがない、すぐに怒る、暴力をふるうなどといった行動のもとには、変わりゆく自分への不安や喪失感、それを受け入れがたい気持ちがあります。その点を理解した対応が必要です。

「徘徊」はさりげなく引き止める

一人で家を出てうろうろと歩き回る徘徊は、さまざまな要因で生じると考えられます。本人の様子から「なぜか」を探り、対応していくとよいでしょう。

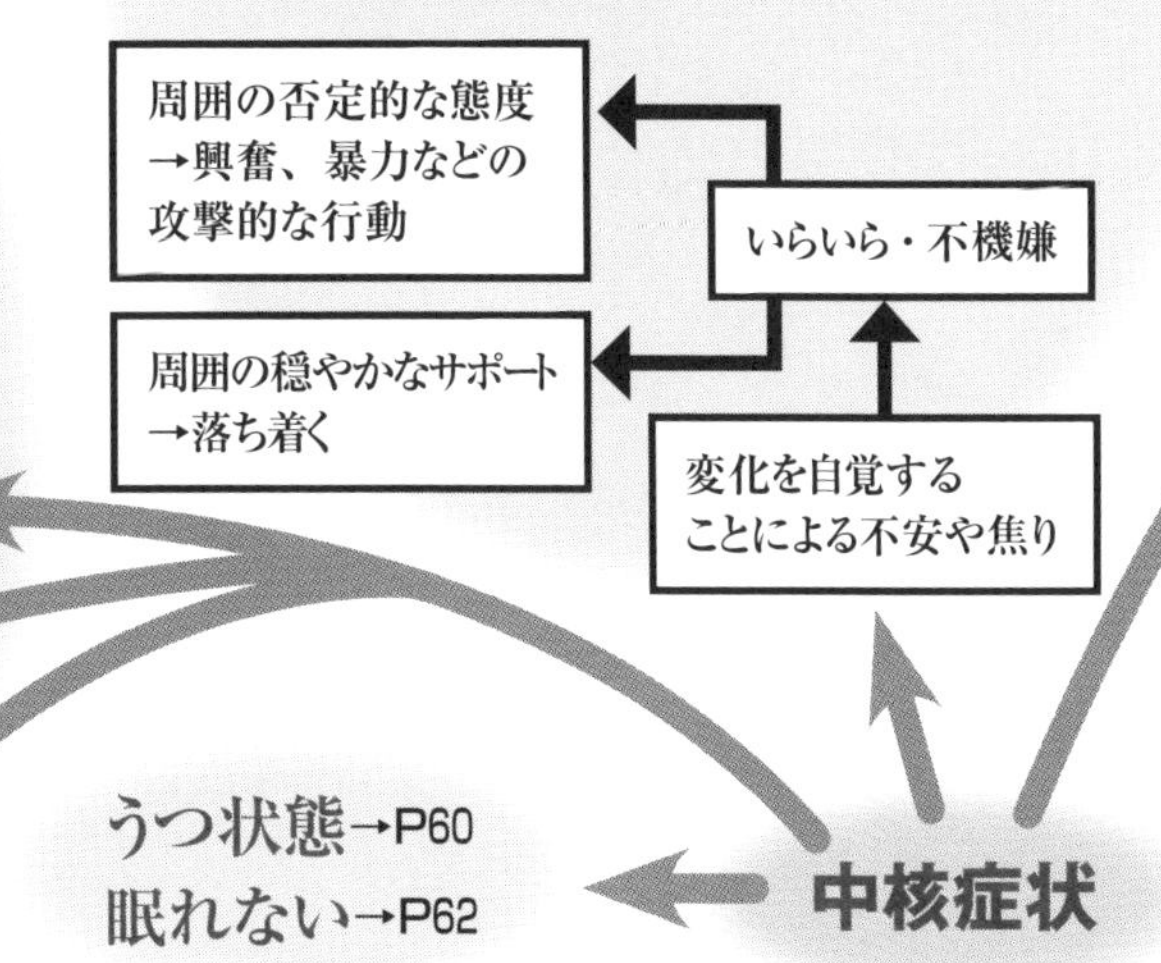

特定の場所に「行かなければならない」という思い込み
→出ていこうとする様子がみられたら、まずゆっくり話し、理由を聞く

「どこかに出かけたい」という欲求
→いっしょに出かける時間を増やす

自分の居場所がわからず、道に迷う
→迷子札、GPSなどを活用

うつ状態→P60
眠れない→P62

中核症状

「同じ話」でも毎回初めて聞くように対応

病気の症状とわかっていても、何度も同じ話をされたり、同じことを聞かれたりすると、「さっきも聞いた（言った）！」と語気荒く、話をさえぎってしまうこともあるのでは？

ただ、何度も話したり、尋ねたりするのは、なにか気がかりな点があるからだと考えられます。根気よく毎回初めて聞くように対応していると、しだいに不安がおさまり、くり返しが止まりやすくなります。話が落ち着いたタイミングで、話題を変えるも一法です。

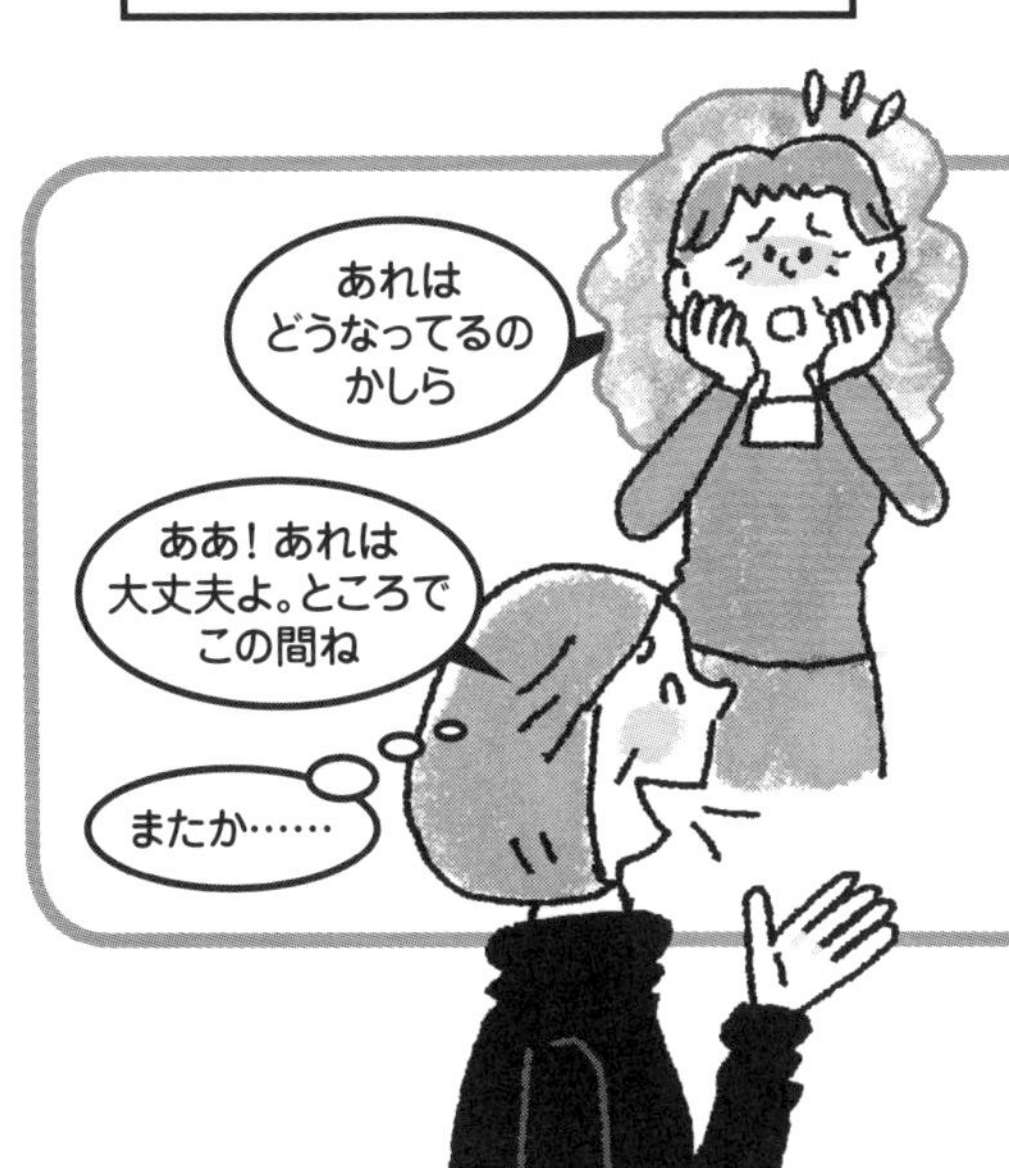
あれは
どうなってるの
かしら
ああ！あれは
大丈夫よ。ところで
この間ね
またか……

介護する人自身のケア

身近にいる人ほど悩みは深い

本人にとって身近な存在であり、介護に熱心に取り組んでいる人ほど、「うまく対応できない」などという悩みをかかえがちです。家族の中だけで解決しようとせず、介護サービスを上手に利用していきましょう。

つらい介護はだれも幸せになれない

本人の身近にいる人と、家族といえども離れて生活する人とでは、介護に対する負担感は大きく異なります。それぞれが不満をためがちです。

ああ、また怒鳴ってしまった……

本人にきつい言葉であたってしまうのは、介護する人が体力的にも精神的にもいっぱいいっぱいだからかも。

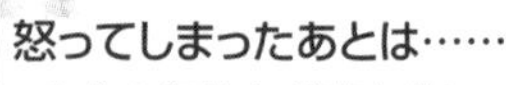

自分の気持ちが落ち着いてから、「さっきはごめん」と伝えてみましょう。「さっきのこと」を本人は覚えていないかもしれませんが、言葉にすることで、お互いのもやもやした気持ちが軽くなるかもしれません。

この人には、さんざん苦労させられてきたから……

介護が必要になったからといって、それまでの関係がリセットされるわけではありません。昔の関係が尾を引いて、やさしく接することができないなどということもあります。

ろくに顔も出さないのに、勝手なことばかり言わないで！

ふだんいっしょにいない家族の言葉に、傷つけられることも少なくありません。

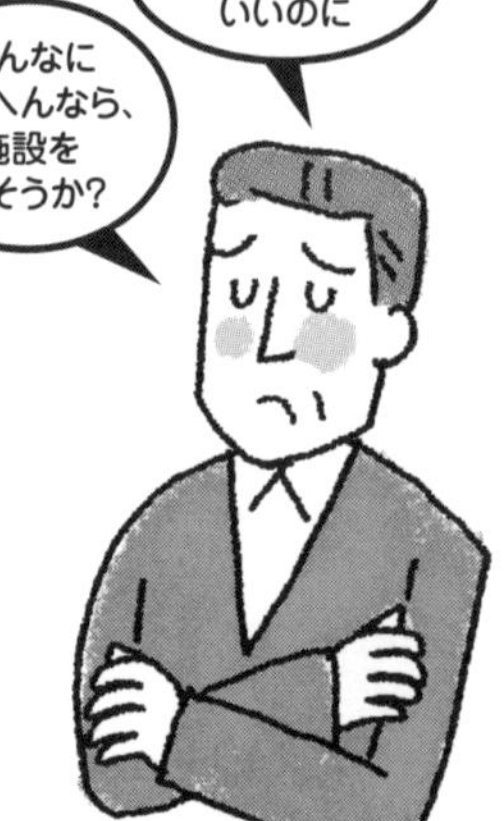

もっとやさしくしてあげればいいのに
そんなにたいへんなら、施設を探そうか？

制度を活用し無理のない生活を

病気の進行とともに、一人で生活するのは難しくなっていきます。本人の暮らしを支える要となる主介護者が必要です。自宅で暮らす場合、多くは同居、あるいは近くに住む家族・親族がその役目を担うことになります。

主介護者自身の体調が万全でないなど、自宅での生活が難しい場合、特別養護老人ホームをはじめとする介護保険施設への入所も選択肢の一つですが、遠方の施設への入所を考える前に、住んでいる自治体で地域密着型サービスが受けられるかどうか検討してみてもよいでしょう。

地域密着型サービスは、地域住民のみを対象とした介護保険で利用できるサービスです。内容は市町村によって異なりますが、主介護者にとっても大きな助けになることが多いでしょう。利用できる制度は十分に活用し、介護する人自身の人生も大切にしながら、無理のない生活を続けられるように考えていきましょう。

離れて住む人は介護者の話をよく聞こう

「やさしくしたほうがよい」ことは介護にあたる人はわかっています。「施設の利用」も選択肢の一つですが、真っ先に提案すると「自分は協力しない」と宣言しているように聞こえるかもしれません。下手なアドバイスより、聞き役に徹するほうがよいでしょう。

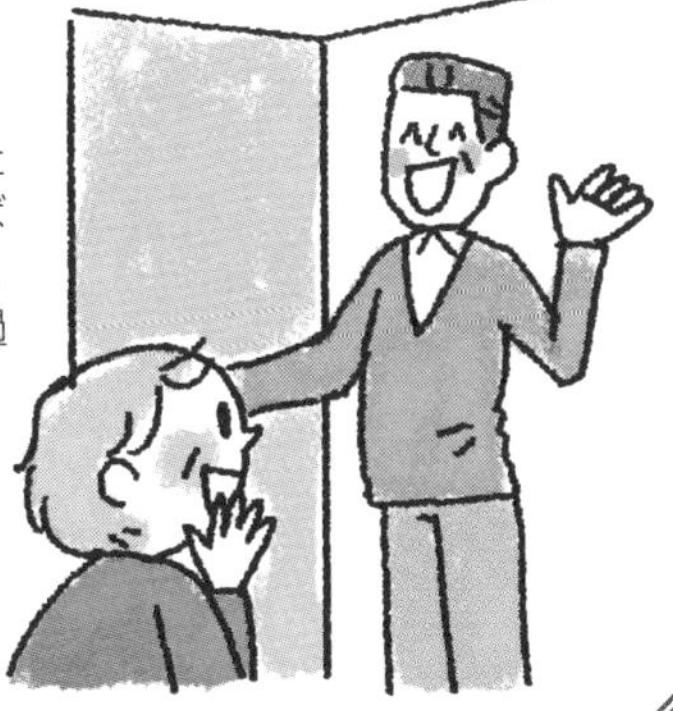

介護者のケアのためにも、できれば実際に顔を出し、数日いっしょに過ごしてみよう

介護する人こそ休息が必要

主な介護者となる人がつらく、苦しいと感じている状況を改善していくことが、本人の状態を安定したものにするためにも重要なことです。

介護サービスを積極的に利用する

「本人がいやがるから」と介護サービスを十分利用せず、介護者の負担が大きくなっていることもあります。介護者自身の疲労感が強いと本人にもよい影響はありません。デイサービス、ショートステイなどを利用し、「離れる時間」をつくりましょう。

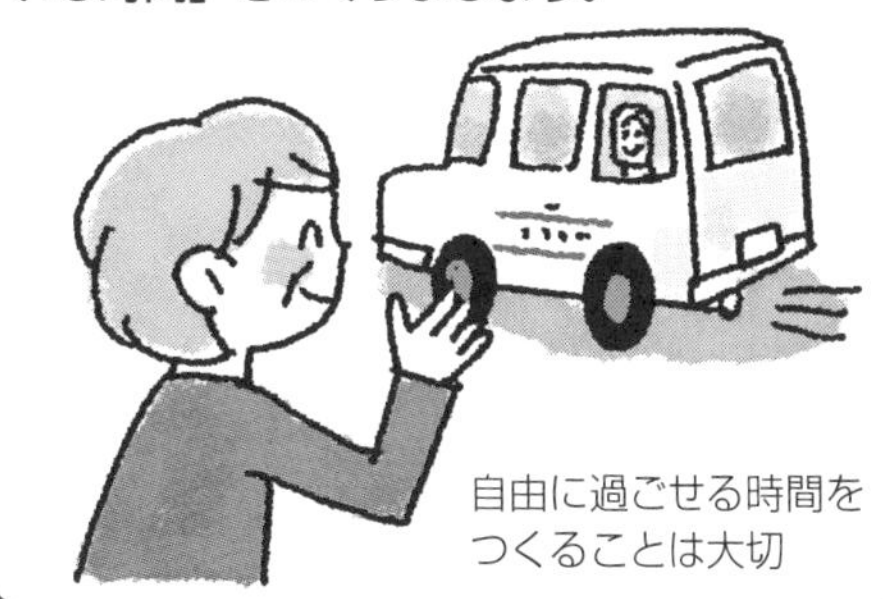

自由に過ごせる時間をつくることは大切

▼地域密着型サービスの例

- ●小規模多機能型居宅介護
  1つの事業者との契約で、通いを中心に、利用者の希望に応じて訪問介護、ショートステイなど、さまざまなサービスを組み合わせて受けられる
- ●定期巡回・随時対応型訪問介護看護
  ホームヘルパーや看護師などが1日複数回、定期的に自宅を訪問。食事や排泄、入浴の介助や、看護などを受けられる

COLUMN

言葉にはできなくても温かな気持ちは伝わっている

記憶は残らなくても感情はある

認知機能の低下がいちじるしくなると、新しい体験はほとんど記憶に残らず、過去の記憶も薄らいでいきます。話をすることが減り、周囲の働きかけにも反応しにくくなっていく人を前に、介護にあたる人はつらい気持ちをもつこともあります。

けれど、記憶は残らなくても、言葉にはできなくても、さまざまな感情はあります。温かい気持ちで接すれば、本人にもそれが伝わり、穏やかな気持ちを保ちやすくなるでしょう。

最期の迎え方は家族でよく話し合う

人生の最終段階が近づくと、身体機能の低下が進み、嚙んだり飲んだりする力が衰え、食べられなくなったり、嚥下（えんげ）性肺炎を起こしやすくなったりもします。どこで過ごすか、どのような処置を希望するかなど、家族に判断をゆだねられることもあります。

どのような選択をするにせよ、家族でよく話し合いましょう。最善と思える選択ができれば、見送ったあとの後悔は少ないでしょう。

言葉にはできなくても、「うれしい」「楽しい」と感じる瞬間はある。心地よい瞬間の重なりのなかで晩年を過ごせれば幸せなこと

■監修者プロフィール
新井 平伊（あらい・へいい）
1984年順天堂大学大学院修了。東京都精神医学総合研究所精神薬理部門主任研究員、順天堂大学医学部講師、順天堂大学大学院精神・行動科学教授を経て、2019年よりアルツクリニック東京院長。順天堂大学医学部名誉教授。アルツハイマー病の基礎と臨床を中心とした老年精神医学が専門。日本老年精神医学会前理事長。1999年、当時日本で唯一の「若年性アルツハイマー病専門外来」を開設。2019年、世界に先駆けてアミロイドPET検査を含む「健脳ドック」を導入した。

■参考資料

日本神経学会監修『認知症疾患診療ガイドライン2017』（医学書院）
新井平伊監修『家族と病院と地域で支える 家族のための認知症Q&A』（つちや書店）
新井平伊監修『アルツハイマー病のすべてがわかる本』（講談社）

健康ライブラリー イラスト版
アルツハイマー病のことがわかる本

2020年1月21日 第1刷発行

監修	新井平伊（あらい・へいい）
発行者	渡瀬昌彦
発行所	株式会社講談社 東京都文京区音羽二丁目12-21 郵便番号 112-8001 電話番号 編集 03-5395-3560 販売 03-5395-4415 業務 03-5395-3615
印刷所	凸版印刷株式会社
製本所	株式会社若林製本工場

N.D.C. 493 98p 21cm

ISBN978-4-06-518326-7

●編集協力 オフィス201 柳井亜紀
●カバーデザイン 松本 桂
●カバーイラスト 長谷川貴子
●本文デザイン 勝木デザイン
●本文イラスト 植木美江 千田和幸